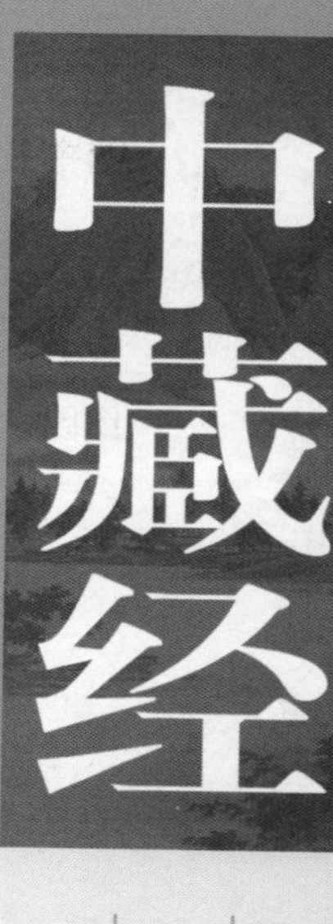

中藏经

【后汉】华佗 撰　农汉才 点校

十部经典是学习中医的基础，犹如九层高台之垒土；

十部经典是使用中医的基础，更似千里长行之跬步。

【中医十大经典】

学苑出版社

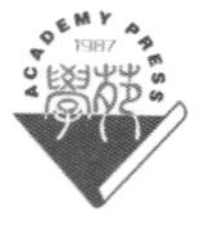

图书在版编目（CIP）数据

中藏经/〔后汉〕华佗撰；农汉才点校．—北京：学苑出版社，2007.6（2019.1 重印）
（中医十大经典丛书）
ISBN 978-7-5077-2849-1

Ⅰ．中…　Ⅱ．①华…②农…　Ⅲ．中藏经　Ⅳ．R2-52

中国版本图书馆 CIP 数据核字（2007）第 048978 号

责任编辑：付国英
出版发行：学苑出版社
社　　址：北京市丰台区南方庄 2 号院 1 号楼
邮政编码：100079
网　　址：www.book001.com
电子信箱：xueyuanpress@163.com
电　　话：010-67603091（总编室）、67601101（销售部）
经　　销：新华书店
印 刷 厂：北京市京宇印刷厂
开本尺寸：890×1240　1/32
印　　张：4
字　　数：80 千字
印　　数：16001—18000 册
版　　次：2007 年 6 月第 1 版
印　　次：2019 年 1 月第 7 次印刷
定　　价：24.00 元

出版者的话

中医典籍，向称浩博。据不完全统计，现存中医古籍13000余种。如此汗牛充栋，令初学者每每慨叹，不知从何入手。

依据当代著名中医学家、中医泰斗任应秋教授的论断，中医经典著作共有10部，即《素问》、《灵枢》、《难经》、《神农本草经》、《伤寒论》、《金匮要略》、《中藏经》、《脉经》、《针灸甲乙经》、《黄帝内经太素》。《素问》与《灵枢》合称《黄帝内经》，奠定了中医学理论基础；《难经》对人体生理作了重要阐释；《神农本草经》开本草学先端；《伤寒论》、《金匮要略》创立辨证论治，历来被视为医门之圣书；《中藏经》托名华佗所作，发展了脏腑学说；《脉经》出而立中医脉学；《针灸甲乙经》为首部针灸学专著；《黄帝内经太素》是第一部系统整理《黄帝内经》的著作，亦为医门重典。这十部经典，是中国医药学的理论基础，自古至今，对中医临床、教学、研究都起到重要的指导作用。

此次我社延请中医文献专家，精心选择底本，对十部经典进行了系统整理和点校，将原繁体竖排经典原文改为简体横排，并加现代标点，对经典原文中冷僻字词释义，辅助读者理解。本次点校吸收了最新研究成果，能够体现出当代学术研究的较高水平。如有不妥之处，希请广大读者指正。

学苑出版社医药卫生编辑室

2007年3月

序

医者，仁术也。精其道可以寿世活人，不精而尝试之，盛盛虚虚，必致人夭札而促其寿。是以先贤著书立说，以昭后世，忧之至深而虑之至远。《中医十大经典》所收十种中医典籍，阐千载不传之奥秘，为医家必读之宝典。欲为苍生大医，必须精熟医典，学养深厚，“若不尔者，如无目夜游，动致颠殒”，孙氏思邈，早有此言。所梓十书，诚为从医之津涉，愈疾之钤键，医理之渊薮，杏林之玉圃。精而读之，实践行之，理法方药，融而贯之，必能癃疲以起，夭札以愈。振兴中医，实赖于此。是为序。

北京中医药大学　钱超尘

2007 年 3 月 30 日

点校说明

《中藏经》又名《华氏中藏经》，成书年代不详。此书署为华佗所作，历代学者对此存有疑义与争议，主要有三种观点：一是认为此书为华佗所作，后世有所增删修订；二是认为此书为华佗弟子的辑录结集，后世仍有增删修订；三是认为此书纯系后世托名伪书。

对《中藏经》作者的质疑，主要是因为书中出现了唐宋始见的药物及语言文字习惯，且目录书对该书的收载也较晚。另外，有人据史载华佗之书焚于狱及邓处中序言之荒诞不经而否定其出于华佗。但《中藏经》大部分文词较为古奥，具有两晋南北朝的风格，且其系统的脏腑辨证体系与史载的华佗学术特点较为相符，不似后人所能伪造。因此，该书之作者是否为华佗，尚未定论。无论出于谁之手，该书丰富的学术内涵却不容置疑，受到历代学者的广泛关注与研究。

《中藏经》禀承了《内经》天人相应、顺应自然，以阴阳为总纲的思想，发展了阴阳学说，倡导重阳论。《中藏经》较早地将脏腑学说的理论系统化，提出了以形色脉证相结合、以脉证为中心分述五脏六腑寒热虚实的辨证方法。脏腑辨证是中医理论的核心，《内经》中虽有所论及，但多混杂于五行学说等内容，无系统阐述；东汉张仲景虽在《金匮要略·脏腑经络先后病脉证篇》中作了原则性阐述，但也未明确提出脏腑辨证的方法。

《中藏经》对每个病证都有详细的预后说明，对许多病的逆证、危重死候都有详尽的记述。

《中藏经》将理论与临床紧密结合，书中既有论又有治，记载了许多切实可用的丰富的治疗方法。如在“水法有六”、“火法有五”篇中提出了水火基本治疗原则，论曰：病起于六腑者，阳之系也，可用通、塞、水、冰等属于水的方法治之；病起于五脏者，阴之系也，可用汗、温、热、火、汤等火法治之。在“论疗治有下汗吐补交错致于死候”篇，详细解释了汤、丸、散、下、吐、汗、灸、针、补、按摩、导引、蒸熨、暖洗、悦愉、和缓、水、火等法的作用及用法，以及一旦用错后可能发生的后果。

《中藏经》用药简练，在剂型上绝大多数为膏丹丸散等成药，并记载了多种给药途径，如：吸烟、吹鼻、佩药、淋脐、贴膏、外敷、内药疮中、上药漏管中、扫、洗等。

另外，《中藏经》非常重视生活方式不当所引起的疾病，如指出饮食不节与起居无常及思虑、色欲过度必然导致疾病，并强调要预防疾病。

据《全国中医图书联合目录》所载，《中藏经》现存有20多种版本。据马继兴教授考证：《中藏经》现存最早的版本为明赵孟頫抄本，但惜为残卷。《中藏经》在宋之前传本的情况已不可考。宋代曾有二种版本，一为闽中仓司本所刊，一为陆从老陆本。宋代之后，开始有二卷本、三卷本、八卷本流传，均自宋一卷本析出。至明代，医学家吴勉学校刊《中藏经》为八卷本，收入《古今医统正脉全书》中，共49卷，130余方。至清代，《中藏经》刊本很多，亦有多种复刊本、批校本、精抄本。主要有孙星衍三卷校刊本、吴勉学八卷复刊本、周锡瓒二卷校刊本等。民国以后《中藏经》版本更加繁杂，但大都不出三卷本和八卷本系统。

此次重刊，我们以中国中医科学院图书馆所藏的明·江澄中刻本为底本，此本为江氏重校的明·吴勉学《古今医统正脉全书》的《中藏经》单行本，且此本内有周锡瓒的朱笔批校，弥足珍贵。点校中，选取了清·孙星衍三卷本为主校本（简称孙本），底本中周锡瓒的朱笔批注（简称瓒批）为他校。

本书采用了简体横排，现代标点。为保存原书风貌，在原书竖排中表示前后关系的"左"、"右"等字，均未改动；容易产生歧义的简体字，则仍使用原繁体。对于底本不误而校本有误者，不改不注。底本引文虽有化裁，但文理通顺，意义无实质性改变者，不改不注。惟底本有误，方据情酌改，或仍存其旧，均加校记。原底本六、七、八卷目录的条目除方名外，还赘以功效、服用方法等，庞杂不便于快速查寻，本书均简化以方名。凡底本中的异体字、俗写字，笔画差错残缺，或显系笔误或误用之字，则径予改正，一般不出注。（如“痘”作“豆”、“盲”误作“肓”等）。该书药名有与今通行之名用字不同者（如“硼砂”作“鹏砂”，“仙灵脾”作“仙灵毗”等），均径改为今通行者，一般不出注。底本名词术语用字与今通行者若有不同（如“脏腑”作“藏府”、“敷”作“傅”等），原则上不作改动。原底本中的双行小字，今统一改为单行，字号较正文小一号。书中疑难冷僻字及重要特殊术语，酌情予以简要注释。因时间仓促，水平有限，不足之处还望读者斧正。

目　录

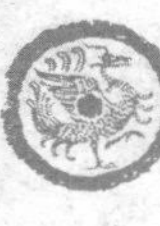

华先生中藏经卷第五 ……………………(68)

华先生中藏经卷第六 …………………… (79)

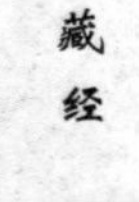

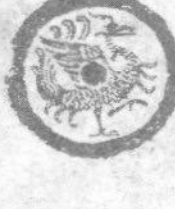

华氏中藏经序

应灵洞主探微真人少室山邓处中撰

华先生讳佗，字元化，性好恬淡，喜味方书。多游名山幽洞，往往有所遇。一日，因酒息于公宜山古洞前，忽闻人论疗病之法，先生讶其异，潜逼洞窃听。须臾，有人云："华生在迩，术可付焉。"复有一人曰："道生性贪，不悯生灵，安得付也?"先生不觉愈骇，跃入洞，见二老人，衣木皮，顶草冠。先生躬趋左右而拜曰："适闻贤者论方术，遂乃忘归。况济人之道，素所好为。所恨者，未遇一法可以施验，徒自不足耳。愿贤者少察愚诚，乞与开悟，终身不负恩。"首坐先生云："术亦不惜，恐异日与子为累。若无高下，无贫富，无贵贱，不务财贿，不惮劳苦，矜老恤幼为急，然后可脱子祸。"先生再拜谢曰："贤圣之语，一一不敢忘，俱能从之。"二老笑指东洞云："石床上有一书函，予自取之，速出吾居，勿示俗流，宜秘密之。"先生时得书，回首已不见老人。先生慑怯离洞，忽然不见，云奔雨泻，石洞摧塌。既览其方，论多奇怪。从兹施试。效无不存神。

先生未六旬，果为魏所戮，老人之言，预有斯验。

余乃先生外孙也，因吊先生寝室，梦先生引余坐，语：“《中藏经》真活人法也，子可取之，勿传非人。”余觉，惊怖不定，遂讨先生旧物，获石函一具，开之，得书一帙，乃《中藏经》也。予性拙于用，复授次子思，因以志其实。

甲寅秋九月序

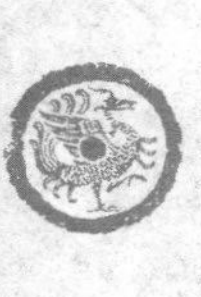

华先生中藏经卷第一

人法于天地论第一

【按】 本篇为全书之总纲，开宗明义，首论天地，简要论述了人与自然的关系，体现了“天人相应”的古代哲学思想。

人者，上禀天，下委[1]地；阳以辅之，阴以佐之；天地顺则人气泰[2]，天地逆则人气否[3]。是以天地有四时五行，寒暄动静。其变也，喜为雨，怒为风，结为霜，张为虹，此天地之常也。

人有四肢五脏，呼吸寤寐，精气流散，行为荣，张为气，发为声，此人之常也。阳施于形，阴慎[4]于精，天地之同也。失其守，则蒸热发，否而寒生，结作瘿瘤，陷作痈疽，盛而为喘，减而为枯，彰于面部，见于形体。天地通塞，一如此矣。

---

① 委：连属。《释文》杜注：“委，属也。”

② 泰：六十四卦之一，平安，安宁。

③ 否（pǐ）：六十四卦之一，坏的，恶的。

④ 慎：形成。

故五纬[1]盈亏，星辰差忒[2]，日月交蚀，彗孛[3]飞走，乃天地之灾怪也；寒暄不时，则天地之蒸否也；土起石立，则天地之痈疽也；暴风疾雨，则天地之喘乏也；江河竭耗，则天地之枯焦也。

鉴者决之以药，济之以针，化之以道，佐之以事。故形体有可救之病，天地有可去之灾。

人之危厄死生，禀于天地。阴之病也，来亦缓，而去亦缓；阳之病也，来亦速，而去亦速。阳生于热，热而舒缓；阴生于寒，寒则拳急[4]。寒邪中于下，热邪中于上，饮食之邪中于中。人之动止，本乎天地。知人者有验于天，知天者必有验于人。天合于人，人法于天。见天地逆从，则知人衰盛。人有百病，病有百候，候有百变，皆天地阴阳逆从而生。苟能穷究乎此，如其神耳！

阴阳大要调神论第二

【按】 本篇论述了阴阳本质及运动规律，并结合人体顺应阴阳变化产生的生理病理，提

---

① 五纬：金、木、水、火、土五星的总称。

② 忒（tè）：差错。《说文》："忒，更也。"此处指星辰运动不依常轨。

③ 彗孛（bèi）：彗星，俗称"扫帚星"。《尔雅·释天》疏："孛者何？彗星也。彗，谓帚也，言其状似扫帚，光芒孛孛然，故言孛，又言彗。"

④ 拳急：身体收缩蜷曲而拘急的样子。

出调摄和治疗大法。

天者，阳之宗；地者，阴之属。阳者，生之本；阴者，死之基。天地之间，阴阳辅佐者，人也。得其阳者生，得其阴者死。

阳中之阳为高真①，阴中之阴为幽鬼②。故钟于阳者长，钟于阴者短。多热者，阳之主；多寒者，阴之根。阳务③其上，阴务其下；阳行也速，阴行也缓；阳之体轻，阴之体重。阴阳平，则天地和而人气宁；阴阳逆，则天地否而人气厥。故天地得其阳则炎炽，得其阴则寒凛。阳始于子前，末于午后；阴始于午后，末于子前。阴阳盛衰，各在其时，更始更末，无有休息，人能从之亦智也。《金匮》④曰：秋首养阳，春首养阴。阳勿外闭，阴勿外侵。火出于木，水生于金，水火通济，上下相寻。人能循此，永不湮沉。此之谓也。

呜呼！凡愚岂知是理，举止失宜，自致其罹⑤。外以风寒暑湿，内以饥饱劳役为败，欺残正体，消亡正神，缚绊其身，死生告陈。殊不知，脉有五死，气有

① 高真：泛指天上神仙。

② 幽鬼：泛指地下鬼魂。

③ 务：急走。《说文》：“务，趣也。”趣，《说文》释“疾也，从走”。

④ 《金匮》：古医经名，已佚。

⑤ 罹（lí）：灾难。

五生，阴家脉重，阳家脉轻；阳病阴脉则不永，阴病阳脉则不成；阳候多语，阴症无声；多语者易济，无声者难荣；阳病则旦静，阴病则夜宁。

阴阳运动，得时而行，阳虚则暮乱，阴虚则朝争，朝暮交错，其气厥横，死生致理，阴阳中明。阴气下而不上曰断络，阳气上而不下曰绝经。阴中之邪曰浊，阳中之邪曰清。火来坎户，水到离扃[①]，阴阳相应，方乃和平。

阴不足，则济之以水母；阳不足，则助之以火精。阴阳济等，各有攀陵，上通三寸，曰阳之神路；下通三寸，曰阴之鬼程。阴常宜损，阳常宜盈，居之中者，阴阳匀停。是以阳中之阳，天仙赐号；阴中之阴，下鬼持名。顺阴者，多消灭；顺阳者，多长生。逢斯妙趣，无所不灵。

生成论第三

【按】 本篇以阴阳五行学说立论，阐释天地、阴阳五行为人体生死盛衰的根本，并将五行与五脏进行系统配伍。所引之文，《金匮要

① 火来坎户，水到离扃：坎，离均为卦名，《易·说卦》："坎为水，离为火"。扃（jiōng），门，《说文》："扃，外闭之关也"。此言阴阳相应，水火既济。

略》、《素问·至真要大论》所无，疑为已佚之《金匮》内容。

阴阳者，天地之枢机；五行者，阴阳之终始。非阴阳则不能为天地，非五行则不能为阴阳。故人者，成于天地，败于阴阳也，由五行逆从而生焉。

天地有阴阳五行，人有血脉五脏。五行者，金、木、水、火、土也；五脏者，肺、肝、心、肾、脾也。金生水，水生木，木生火，火生土，土生金，则生成之道，循环无穷；肺生肾，肾生肝，肝生心，心生脾，脾生肺，上下荣养，无有休息。

故《金匮·至真要论》云：心生血，血为肉之母；脾生肉，肉为血之舍；肺属气，气为骨之基；肾应骨，骨为筋之本；肝系筋，筋为血之源。五脏五行，相成相生，昼夜流转，无有始终。从之则吉，逆之则凶。天地阴阳，五行之道，中含于人。人得者，可以出阴阳之数，夺天地之机，悦五行之要，无终无始，神仙不死矣。

阳厥论第四

【按】 本篇承首篇“人法于天地”之旨，取象比类，说明人体阳厥之由。从前文论述人体生理，转入论述人体病理。

骤风暴热，云物飞飏，晨晦暮晴，夜炎昼冷，应寒不寒，当雨不雨，水竭土坏，时岁大旱，草木枯悴，江河乏涸，此天地之阳厥也。

暴瘖塞，忽喘促，四肢不收，二腑不利，耳聋目盲，咽干口焦，舌生疮，鼻流清涕，颊赤心烦，头昏脑重，双睛似火，一身如烧，素不能者乍能，素不欲者乍欲，登高歌笑，弃衣奔走，狂言妄语，不辨亲疏，发躁无度，饮水不休，胸膈膨胀，腹与胁满闷，背疽肉烂，烦溃[1]消中，食不入胃，水不穿肠，骤肿暴满，叫呼昏冒，不省人事，疼痛不知去处，此人之阳厥也。阳厥之脉，举按[2]有力者生，绝者死。

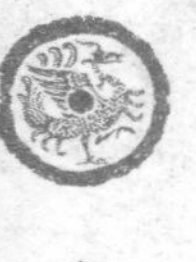

阴厥论第五

【按】 本篇续论阴厥，罗列阴厥的症状。

飞霜走雹，朝昏暮霭，云雨飘飖，风露寒冷，当热不热，未寒而寒，时气霖霪[3]，泉生田野，山摧地裂，土坏河溢，月晦日昏，此天地之阴厥也。

---

① 溃：通“愦”，神志昏烦。

② 举按：举为轻持脉，按为重按脉。举按意即诊脉。

③ 霖霪（yín）：久雨不停。《尔雅·释天》：“久雨谓之淫，淫谓之霖。”

暴哑卒寒，一身拘急，四肢拳挛①，唇青面黑，目直口噤②，心腹满痛，头颔摇鼓，腰脚沉重，语言蹇涩，上吐下泻，左右不仁，大小便活③，吞吐酸渌④，悲忧惨戚，喜怒无常者，此人之阴厥也。阴厥之脉，举指弱，按指大者生，举按俱绝者死；一身悉冷，额汗自出者亦死。阴厥之病，过三日勿治。

阴阳否格论第六

【按】 本篇统论阴阳升降失调的病机。从第4篇至本篇，论述阴阳失调引起的病变。

阳气上而不下曰否，阴气下而不上亦曰否；阳气下而不上曰格，阴气上而不下亦曰格。否格者，谓阴阳不相从也。阳奔于上则燔脾肺，生其疸也。其色黄赤，皆起于阳极也。阴走于下则冰肾肝，生其厥也。其色青黑，皆发于阴极也。疸为黄疸也，厥为寒厥也，由阴阳否格不通而生焉。阳燔则治以水，阴厥则助以火，乃阴阳相济之道耳。

---

① 拳挛：蜷曲紧缩。

② 噤（jìn）：口闭不开。

③ 活：此指大小便失禁。

④ 渌（lù）：清澈。唐·李白《梦游天姥吟留别》“渌水荡漾清猿啼。”

寒热论第七

【按】 本篇论述寒热病证论治的总则。前论天地、阴阳，从此论始，论述寒热、虚实、上下，纲目清晰。

人之寒热往来者，其病何也？此乃阴阳相胜也。阳不足则先寒后热，阴不足则先热后寒。

又，上盛则发热，下盛则发寒。皮寒而燥者，阳不足；皮热而燥者，阴不足。皮寒而寒者，阴盛也；皮热而热者，阳盛也。

热发于下，则阴中之阳邪也；热发于上，则阳中之阳邪也。寒起于上，则阳中之阴邪也；寒起于下，则阴中之阴邪也。寒而颊赤多言者，阳中之阴邪也；热而面青多言者，阴中之阳邪也。寒而面青多言者，阴中之阴邪也。若不言者，不可治也。阴中之阴中者，一生九死；阳中之阳中者，九生一死。

阴病难治，阳病易医。诊其脉候，数在上，则阳中之阳也；数在下，则阴中之阳也。迟在上，则阳中之阴也；迟在下，则阴中之阴也。数在中，则中热；迟在中，则中寒。寒用热取，热以寒攻，逆顺之法，从乎天地，本乎阴阳也。天地者，人之父母也；阴阳者，人之根本也。未有不从天地阴阳者也。从者生，逆者死，寒之又寒，热之又热者生。《金匮·大要论》云：夜发寒者从，夜发热者逆；昼发热者从，昼发寒者逆。从逆之兆，亦在乎审明。

虚实大要论第八

【按】 本篇以虚实立论，阐述脏腑虚实病机，合上篇“寒热”，而为本书第21—32论之纲。

病有脏虚脏实，腑虚腑实，上虚上实，下虚下实，状各不同，宜深消息[①]。

肠鸣气走，足冷手寒，食不入胃，吐逆无时，皮毛憔悴，肌肉皱皴[②]，耳目昏塞，语声破散，行步喘促，精神不收，此五脏之虚也。诊其脉，举指而活，按之而微，看在何部，以断其脏也。

又，按之沉、小、弱、微、短、涩、软、濡，俱为脏虚也。虚则补益，治之常情耳。

饮食过多，大小便难，胸膈满闷，肢节疼痛，身体沉重，头目昏眩，唇肿胀，咽喉闭塞，肠中气急，皮肉不仁，暴生喘乏，偶作寒热，疮疽并起，悲喜时

---

① 消息：推敲，斟酌。

② 皴（cūn）：皮肤因受寒而裂开。

来，或自痿弱，或自高强，气不舒畅，血不流通，此脏之实也。诊其脉，举按俱盛者，实也。

又，长、浮、数、疾、洪、紧、弦、大，俱曰实也，看在何经，而断其脏也。

头疼目赤，皮热骨寒，手足舒缓，血气壅塞，丹瘤更生，咽喉肿痛，轻按之痛，重按之快，食饮如故，曰腑实也。诊其脉，浮而实大者是也。

皮肤搔痒，肌肉䐜①胀，食饮不化，大便滑而不止，诊其脉，轻手按之得滑，重手按之得平，此乃腑虚也，看在何经，而正②其时也。

胸膈痞满，头目碎痛，饮食不下，脑项昏重，咽喉不利，涕唾稠粘，诊其脉，左右寸口沉结实大者，上实也。

颊赤心忪③，举动颤慄，语声嘶嗄，唇焦口干，喘乏无力，面少颜色，颐颔肿满，诊其左右寸脉弱而微者，上虚也。

大小便难，饮食如故，腰脚沉重，脐腹疼痛，诊其左右手脉，尺中脉伏而涩者，下实也。

大小便难，饮食进退，腰脚沉重，如坐水中，行步艰难，气上奔冲，梦寐危险，诊其左右尺中脉滑而涩者，下虚也。病人脉微涩短小，俱属下虚也。

---

① 䐜（chēn）：肿胀。

② 正：决，判定。

③ 忪（zhōng）：惊恐。

上下不宁论第九

【按】 本篇以脾病为例，用五行学说解释传变的病机。

脾病者，上下不宁，何谓也？脾，上有心之母，下有肺之子。心者，血也，属阴；肺者，气也，属阳。脾病则上母不宁，母不宁则为阴不足也。阴不足，则发热。又，脾病则下子不宁，子不宁则为阳不足也。阳不足，则发寒。脾病，则血气俱不宁，血气不宁，则寒热往来，无有休息，故脾[1]如疟也。谓脾者，土也；心者，火也；肺者，金也。火生土，土生金，故曰上有心母，下有肺子，脾居其中，病则如斯耳。他脏上下皆法于此也。

脉要论第十

【按】 本篇在阐释天地、阴阳、寒热、虚实、上下之后，以气血盛、衰、热、寒、微、平等论脉象，总述诊脉大纲。

---

① 脾：此下疑脱“病”字。

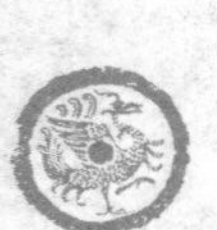

脉者，乃气血之先也。气血盛则脉盛，气血衰则脉衰，气血热则脉数，气血寒则脉迟，气血微则脉弱，气血平则脉缓。又，长人脉长，短人脉短，性急则脉急，性缓则脉缓，反此者逆，顺此者从之也。

又，诸数为热，诸迟为寒，诸紧为痛，诸浮为风，诸滑为虚，诸伏为聚，诸长为实，诸短为虚。

又，短、涩、沉、迟、伏，皆属阴；数、滑、长、浮、紧，皆属阳。阴得阴者从，阳得阳者顺，违之者逆。

阴阳消息，以经而处之，假令数在左寸，得之浮者，热入小肠，得之沉者，热入心，余皆仿此。

五色脉论第十一

【按】 本篇以五色、五脉为依据，判定“五绝”而断生死，可参考《素问·五脏生成论》等内容。

面青，无右关脉，脾绝，木克土；面赤，无右寸脉，肺绝，火克金；面白，无左关脉，肝绝，金克木；面黄，无左尺脉，肾绝，土克水；面黑，无左寸脉，心绝，水克火。五绝者死。

凡五绝当时即死，非其时则半岁死耳。五色虽见，而五脉不见，即非死者矣。

脉病内外证决论第十二

【按】 本篇以风、气、劳等病为例，具体指出如何以脉证来判断预后。

病风人，脉紧、数、浮、沉，有汗出不止，呼吸有声者死，不然则生。

病气人，一身悉肿，四肢不收，喘无时，厥逆不湿，脉候沉小者死，浮大者生。

病劳人，脱肛，骨肉相失，声散，呕血，阳事不禁，梦寐交侵，呼吸不相从，昼凉夜热者死；吐脓血者亦死；其脉不数，有根蒂者，及颊不赤者，生。

病肠澼①者，下脓血，病人脉急，皮热，食不入，腹胀，目瞪者，死；或一身厥冷，脉沉细而不生者亦死；食如故，脉沉浮有力而不绝者，生。

病热人，四肢厥，脉弱，不欲见人，食不入，利下不止者，死；食入，四肢温，脉大，语狂无睡者，生。

病寒人，狂言不寐，身冷，脉数，喘息目直者，死；脉有力而不喘者，生。

---

① 肠澼（pi）：古病名，出《素问·通评虚实论》，指痢疾或便血。澼，指垢腻黏滑似涕似脓的液体，《集韵》：澼，肠间水。

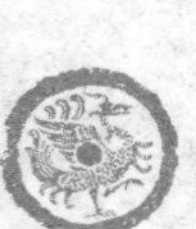

阳病人，精神颠倒，寐而不惺[①]，言语失次，脉候浮沉有力者，生；及食不入胃，不定者，死。

久病人，脉大，身瘦，食不充肠，言如不病，坐卧困顿者，死；若饮食进退，脉小而有力，言语轻澌[②]，额无黑气，大便结涩者，生。

凡阳病阴证，阴病阳证，身热大，肥人脉衰，上下交变，阴阳颠倒，冷暖相乘，皆属不吉。从者生，逆者死，治药之证，宜为详悉耳。

生死要论第十三

【按】 本篇指出“内气先尽”是所列 11 种死症的内在原因，并指出预后“逆者即死，顺者二年，无有生者也”供参考。从此篇起，由论脉而入论证。

不病而五行绝者，死；

不病而性变[③]者，死；

不病而暴语妄者，死；

不病而暴不语者，死；

---

① 惺（xīng）：睡觉。

② 澌（sī），同嘶。

③ 性变：指性情改变。

不病而喘息者，死；

不病而强中者，死；

不病而暴目盲者，死；

不病而暴肿满者，死；

不病而大便结者，死；

不病而暴无脉者，死；

不病而暴昏冒如醉者，死。

此内外先尽故也。逆者即死，顺者二年，无有生者也。

病有灾怪论第十四

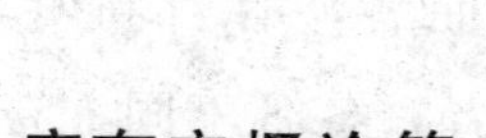

【按】 本篇将 8 种情况列为灾怪，其原因是“五脏之气，不相随从”。

病者有灾怪，何如也？病者应寒而反热，应热而反寒，应吐而不吐，应泻而不泻，应汗而不汗，应语而不语，应寐而不寐，应水而不水，皆属灾怪也。

此乃五脏之气，不相随从而致之以①。四逆者，不治。四逆，谓主客运气，俱不得时也。

---

① 以：孙本为“矣”。

水法有六论第十五

【按】 六腑阳证当以水济火，如第2篇及下篇言“阴不足，则济之以水母”，故曰水法。

病起于六腑者，阳之系也。

阳之发也，或上或下，或内或外，或反在其中，行之极也。有能歌笑者，有能悲泣者，有能奔走者，有能呻吟者，有自委曲者，有自高贤者，有寤而不寐者，有不能言而声昧者，各各不同，皆生于六腑也。

喜其通者，因以通之；喜其塞者，因以塞之；喜其水者，以水济之；喜其冰者，以冰助之。病者之乐喜好勿违背，亦不可强抑之也。如此从顺，则十生其十，百生其百，疾无不愈耳！

火法有五论第十六

【按】 五脏阴证理当温阳散寒，“阳不足，则助之以火精”，故曰火法。本论特别指出“喜其汗、温、热、汤、火，亦在其宜，慎勿强之”，强调应随证而治，不可拘泥。

病起于五脏者，皆为阴之属也。

其法也，或偏枯[①]，或痿厥，或外寒而内热，或外热而内寒，或心腹胀满，或手挛拳，或口眼不正，或皮肤不仁，或行步艰难，或身体强硬，或吐泻不息，或疼痛未宁，或暴无语，或久无音，绵绵默默，状若死人。如斯之候，备出于阴。阴之盛也，阳必不足；阳之盛也，阴必不盈。故前论云“阳不足，则助之以火精；阴不足，则济之以水母者”是也。

故喜其汗者，汗之；喜其温者，温之；喜其热者，热之；喜其火者，火之；喜其汤者，汤之。喜其汗、温、热、汤、火，亦在其宜，慎勿强之，如是则万全其万。水火之法，真阴阳也，治救之道，当详明矣！

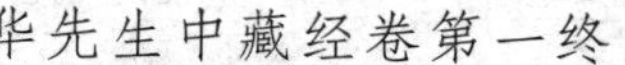
华先生中藏经卷第一终

① 偏枯：半身不遂。

华先生中藏经卷第二

风中有五生死论第十七

【按】 卷二始论病因。本篇分前后两部分，前半部分详述风中于五脏之证候；后半部分论述风病之成因。

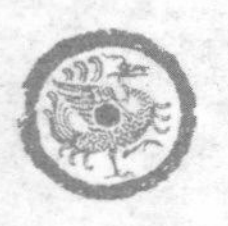

风中有五者，谓心、肝、脾、肺、肾。五脏之中，其言生死，各不同。

心风之状，汗自出而好偃①，仰卧不可转侧，语言狂妄者，生，宜于心俞灸之。若唇面青、白、黄、黑、赤，其色不定，眼瞤动不休，心绝者，不可救，过五日即死矣。

肝风之状，青色围目额，坐不得倨偻②者可治；若喘，目直视，唇面俱青者，死。肝风宜于肝俞灸之。

脾风之证，一身通黄，腹大而满，不嗜食，四肢

---

① 偃（yǎn）：卧。《论语·颜渊》："草尚之风必偃。"

② 倨偻（jùlóu）：屈背曲脚貌。倨，通踞，见《庄子·天运》"老聃方将倨堂而应微曰"成玄英疏。偻，曲背，见《汉书·蔡义传》"行步俛偻"颜师古注。

不收，或可治者，手足不青而面黄；不然则死[①]。脾风宜于脾俞灸之。

肾风者，腰脚痛重，视胁下未生黄黠[②]者，可治，不然即死矣。肾风宜灸肾俞也。

肺风者，胸中气满，冒昧汗出，鼻不闻香臭，喘而不得卧者，可治；若失血及妄语者，不可治，七八日死。肺风宜于肺俞灸之。

凡诊其风脉，滑而散者，风也。缓而大，浮而紧，软而弱，皆属风也。

又，风之病，鼻下赤黑，相兼吐沫，身直者，七日死。

又，中风人，口噤筋急，脉迟者，生；脉急而数者，死。

又，心脾俱中风，即舌强不能言者也；肝肾中风，则手足不遂。

风之厥，皆由中于四时不从之气，故为病焉。有瘾疹者，有偏枯者，有失音者，有历节者，有癫厥者，有疼痛者，有聋瞽者，有疮癞者，有胀满者，有喘乏者，有赤白者，有青黑者，有瘙痒者，有狂妄者，皆起于风也。其脉浮虚者，自虚而得之；实大者，自实而得之；弦紧者，汗出而得之；喘乏者，饮酒而得之；

---

① 死：原脱，据孙本补。

② 黠（xiá）：坚也，见《玉篇·黑部》。

癫厥者，自劳而得之；手足不遂者，言语蹇失者，房中而得之；瘾疹者，自痹湿而得之；历节疼痛者，因醉犯房而得之；聋瞽疮癞者，自五味饮食冒犯禁忌而得之。千端万状，莫离于五脏六腑而生矣。所使之候配以此耳！

积聚癥瘕杂虫论第十八

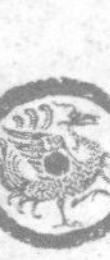

【按】本篇继续论述病因，指出五积、六聚、十二、八瘕、九虫之名、成因及症状。

积聚、癥瘕、杂虫者，皆五脏六腑真气失而邪气并，遂乃生焉，久之不除也。或聚或积，或癥或瘕，或变或蠱，其状各异。有能害人者，有不能害人者，有为病缓者，有为病速者，有疼者，有痒者，有生头足者，有如杯块者，势类不同。盖因内外相感，真邪相犯，气血熏抟①，交合而成。

或积者，系于脏；聚者，系于腑也；癥者，系于气；而瘕者，系于血也；虫者，血气食物相感而化之。积有五，聚有六，癥有十二，瘕有八，虫有九，其名不等。

---

① 抟（tuán）：用手握使物体结聚。

积有心、肝、脾、肺、肾之五名，聚者，大肠、小肠、胆、胃、膀胱、三焦之六名，癥有劳、气、冷、热、虚、实、风、湿、食、药、思、忧之十二名，瘕有青、黄、燥、血、脂、狐、蛇、鳖之八名，九虫有伏、蛇、白、肉、肺、胃、赤、弱、蛲之九名也。为病之说，出于诸论，治疗之法，皆具于后。

劳伤论第十九

【按】 本篇论述劳伤的成因、脉候和预防原则。

劳者，劳于神气；伤者，伤于形容。饥饱过度则伤脾，思虑过度则伤心，色欲过度则伤肾，起居过度则伤肝，喜怒悲愁过度则伤肺。

又，风寒暑湿则伤于外，饥饱劳役则败于内；昼感之则病荣，夜感之则病卫。荣卫经行，内外交运，而各从其昼夜。

始劳于一，一起为二①，二传于三，三通于四，四干于五，五复犯一。一至于五，邪乃深，真气自失，使人肌肉消，神气弱，饮食减，行步难，及其如此，

① 一起为二：原为“一起于二”，与上下文不符，从孙本改。

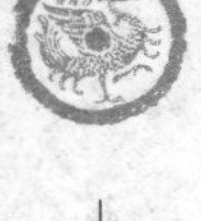

则虽有命亦不能生也。

故《调神气论》① 曰：调神气，戒酒色，节起居，少思虑，薄滋味者，长生之大端耳。

诊其脉，甚数、甚急、甚细、甚弱、甚微、甚涩、甚滑、甚短、甚长、甚浮、甚沉、甚紧、甚弦、甚洪、甚实，皆生于劳而伤也。

传尸第二十

【按】 本篇讲述传尸病的成因及证候。

传尸②者，非为一门相染而成也。人之血气衰弱，脏腑虚羸，中于鬼气，因感其邪，遂成其疾。其候咳嗽不止，或胸膈胀闷，或肢体疼痛，或肌肤消瘦，或饮食不入，或吐利不定，或吐脓血，或嗜水浆，或好歌咏，或爱悲愁，或颠风发歇，或便溺艰难。

或因酒食而遇，或因风雨而来，或问病吊丧而得，或朝走暮游而得，或因气聚，或因血行，或露卧于田野，或偶会于园林，钟此病死之气，染而为疾，故曰传尸也。治疗之方，备于篇末。

---

① 《调神气论》：《内经》及本书均无此篇目，所引之文亦未见于《素问·四气调神大论》，存疑待考。

② 传尸：古病名，其症状类似于结核病。

论五脏六腑寒热虚实死生逆顺之法第二十一

【按】 本篇总论五脏六腑辨证纲领，并提出“虚则补之，实则泻之，寒则温之，热则凉之，不虚不实，以经调之”的治疗法则。

夫人有五脏六腑，虚实寒热，死生逆顺，皆见于形证、脉气，若非诊察，无由识也。虚则补之，实则泻之，寒则温之，热则凉之，不虚不实，以经调之，此乃良医之大法也。其余脉证，具于篇末。

论肝脏虚实寒热生死逆从脉证之法第二十二

【按】 本篇为分脏腑论述病证之第一篇，论述肝脏病证、脉候及决生死逆顺之法。

肝者，与胆为表里，足厥阴、少阳是其经也，王[①]于春。

① 王（wàng）：盛，旺盛。

春乃万物之始生，其气嫩软，虚而宽，故其脉弦软，不可发汗；弱则不可下。

弦长曰平，反此曰病。脉虚而弦，则为太过。病在外，太过则令人善忘，忽忽[1]眩冒。实而微，则为不足。病在内，不及则令人胸胁胀满。

大凡肝实，引两胁下痛，喜怒；虚则如人将捕之。其气逆则头痛，耳聋，颊赤。其脉沉而急，浮而急亦然，主胁肋满，小便难，头痛眼眩；其脉急甚，恶言；微急，气在胁下；缓甚，呕逆；微缓，主脾；太急，内痈，吐血；太甚，筋痹；小甚，多饮；微大，消瘅[2]；滑甚则颓疝[3]；微滑，遗溺；涩甚，流饮[4]；微涩，疭挛。

又，肝之积气在胁，久不去发，咳逆，或为痃疾也。虚则梦花草茸茸，实则梦山林茂盛。

肝之病旦喜，晚甚，夜静。肝病则头痛，目眩，肢满，囊缩，小便不通。十日死。

又，身热恶寒，四肢不举，其脉当弦长而急，反短涩，乃金克木。十日死，不治。

又，肝中寒，则两臂不举，舌本燥，多太息，胸

---

① 忽忽：不爽也。见《素问・玉机真脏论》王冰注。

② 消瘅（dān）：古病名，即消渴。

③ 颓疝：又作癞疝，古病名，疝气的一种。

④ 流饮：痰饮之一，《诸病源候论・痰饮诸病候》："流饮者，由饮水多，水流走于肠胃之间，漉漉有声，谓之流饮。"

中痛，不能转侧，其脉左关上迟而涩者是也；肝中热，则喘满而多怒，目疼，腹胀，不嗜食，所作不定，睡中惊怖，眼赤视不明，其脉左关阴实者是也；肝虚冷，则胁下竖①痛，目盲臂痛，发寒如疟状，不欲食，妇人月水不来，气急，其脉左关上沉而弱者是也。

论胆虚实寒热生死脉证之法第二十三

【按】 本篇论述胆病的证候。

胆者，中清之腑也，号曰将军，决断出于此焉，能喜怒刚柔，与肝为表里也，足少阳是其经也。

虚则伤寒，寒则恐畏，头眩，不能独卧；实则伤热，热则惊怖，精神不守，卧起不宁。

又，玄水②发，其根在胆。

又，肝厥不已，传邪入胆，呕清汁。

又，胆有水则从头肿至足也。

又，胆病则口苦，太息，呕宿汁，心中澹澹③，恐人将捕之，咽中介介然④，数唾。

---

① 竖：瓒本疑为“坚”之误。

② 玄水：指病起于胆，先从头面起，渐肿至足的水肿。参见本书《论水肿脉证生死候第四十三》。

③ 澹澹（dàn dàn）：不安的样子。

④ 介介然：有物梗塞的样子。

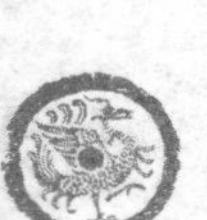

又，胆胀则口苦，舌下痛，太息。

邪气客于胆，则梦斗讼。其脉诊，在左关上浮而得之者，是其部也。胆实则热，精神不守。胆热则多睡，胆冷则无眠。

又，左关上脉阳微者，胆虚；阳数者，胆实；阳虚者，胆绝也。

论心脏虚实寒热生死逆顺脉证之法第二十四

【按】 本篇论述心脏病证、脉候及决生死逆顺之法。

心者，脏之尊，号帝王之称也，与小肠为表里，神之所舍。又生血，属于火，王于夏，手少阴是其经也。

凡夏脉钩，来盛去衰，故曰钩，反此者病。来盛去亦盛，为太过，病在外；来衰去盛，为不足，病在内。太过则令人热而骨痛，口疮，舌焦引水；不及则令人烦躁，上为欬[1]唾，下为气泄。

其脉来如连珠，如循琅玕[2]曰平；脉来累累，连属

---

① 欬（kài）：咳嗽。

② 琅玕（láng gān）：像珠玉的石头。

其中，微曲曰病；来前曲后倨，如操带钩，曰死。

又，思虑过多，怵惕伤心，心伤神失，神失则恐惧。

又，心痛，手足寒过五寸，则旦得夕死，夕得旦死。

又，心有水气，则身肿不得卧，烦躁。

心中风，则翕翕发热[1]不能行，主饥而不能食，食则吐呕。

夏，心王。左寸脉洪浮大而散，曰平；反此则病。若沉而滑者，水克火，十死不治；弦而长者，木来归子，其病自愈；缓而大者，土入火，微邪相干无所害。

心病则胸中痛，四肢满胀，肩背臂膊皆痛。虚则多悸惕，然无眠，胸腹及腰背引痛，喜悲，时眩仆；心积气久不去则忧烦，心中疼，喜笑不息，梦火发；心气盛则梦喜笑，恐畏；邪气客于心，则梦烟火；心胀则短气，夜卧不宁，懊侬，肿，气来往，腹中热，喜水涎出。心病则日中慧，夜半甚，平旦静。

又，左寸脉大，则手热赤肿；大甚，则胸中满而烦，澹澹，面赤目黄也。

心病则先心痛而咳不止，关膈不通，身重不已，三日死。心虚则畏人，瞑目欲眠，精神不倚，魂魄妄乱。心脉沉小而紧浮，气喘。若心下气坚不下，喜咽唾，手热，烦满，多忘太息，此得之思忧太过。

---

① 翕翕（xī xī）发热：翕，温和之意。翕翕发热，形容发热轻浅之状。

其脉急甚，则瘛疭①；微急，心中痛引腰背痛，不下食；太缓，则发狂笑；微缓，则吐血；太甚，则喉闭；微大，则痛引背，多泪；小甚，则哕；微小，则消瘅；滑甚，则为渴；微滑，则心疾，引脐腹鸣；涩甚，瘖②不能言。

又，心脉搏坚而长，主强舌不能语；软而散，当慑怯不食也。

又，急则心疝，脐下有病形，烦闷少气，大热上煎。

又，心病，狂言，汗出，燥，身厥冷，其脉当浮而大，反沉濡而滑。其色当赤反黑者，水克火，十死不可治也。

又，心积，沉而空空然，上下往来无常处，病胸满、悸，腰腹中热，颊赤，咽喉干燥，掌热，甚则呕，春瘥③冬甚，宜急疗之，止于旬日也。

又，赤黑色入口，必死也；面目赤黄，亦死；赤如血，亦死。

又，忧喜思虑太过，心气内去，其色反和而盛者，不出十日死。

扁鹊曰：心绝一日死。色见凶多，人虽健敏，名为行尸，一岁之中，祸必至矣。

---

① 瘛疭（chì zòng）：指手足伸缩交替，抽动不已。《素问·玉机真脏论》："病筋脉相引而急，病名曰瘛疭。"

② 瘖（yīn）：也作喑，不能说话。

③ 瘥（chài）：病愈。

又，其人语声前宽而后急，后声不接前声，其声浊恶，其口不正，冒昧喜笑，此风入心也。

又，心伤则心坏，为水所乘，身体手足不遂，骨节解，舒缓不自由，下利无休息，此疾急宜治之，不过十死。

又，笑不待呻而后忧，此水乘火也。阴系于阳，阴起阳伏，伏则生热，热则生狂，冒昧乱妄，言语错误，不可采问，心已损矣。

扁鹊曰：其人唇口赤色，可治，青黑则死。

又，心疟，先烦而后渴，翕翕然发热也，其脉浮紧而大者是也。

心气实，则小便不利，腹满，身热而重，温温欲吐，吐而不出，喘息急，不安卧，其脉左寸口与人迎皆实大者是也。

心虚，则恐惧多惊，忧思不乐，胸腹中若痛，言语战慄，恶寒恍惚，面赤目黄，喜衄。诊其脉，左右寸口两虚而微者是也。

论小肠虚实寒热生死逆顺脉证之法第二十五

【按】 本篇论述小肠病证、脉候及决生死逆顺之法。

小肠者，受盛之腑也，心为表里，太阳是其经也。

心与小肠绝者，六日死。绝则发直如麻，汗出不已，不得屈伸者是也。

又，心病久则传小肠。小肠欬，则气欬一齐出也。

小肠实则伤热，热则口疮；虚则伤寒，寒则泄浓血，或泄黑水，其根在小肠。

又，小肠寒则下肿重，热久不出则渐生痔疾。若积多发热，则上病，若气多发冷，则腰下重，食则窘迫而难，是其候也。小腹胀，则小腹膜①胀，引指痛。厥则邪入小肠，则梦聚井邑②中，或咽痛颔肿，不可回首，肩如杖，脚如折。

又，黄帝曰：心也者，神之舍也。其脏周密而不伤，伤则神去，神去则身死矣。故人心多病，病即死，不可治也。小肠受病也。③

又，左手寸口阳绝则无小肠④也，六日死。病则脐脾⑤，小腹中有疝瘕也。右手寸口实大也，小肠实也，有热，小便赤涩。

又，实，口疮，身热去来，心中烦满，体重。

又，小肠主于舌之官也，和则能言而机关利健，

---

① 膜：孙本作“膜”。

② 井邑：指人烟聚集之处。

③ 心也者……小肠受病也：此段文意不通，存疑。

④ 无小肠：孙本作“无小肠脉”。

⑤ 脐脾：孙本作“脐痹”。

善别其味也；虚则左寸口脉浮而微软，弱不禁按，病惊狂，无所守，下空空然，不能语者是也。

论脾虚实寒热生死逆顺之法第二十六

【按】 本篇论述脾脏病证、脉候及决生死逆顺之法。文末特别指出“临病之时，要在明证详脉，然后投汤丸，期瘳耳”。

脾者，土也，谏议之官，主意与智，消磨五谷，寄在其中，养于四旁，王于四季，正王长夏，与胃为表里，足太阴是其经也。

扁鹊云：其病则面色痿黄。实则舌强直，不嗜食，呕逆，四肢缓；虚则多癖，喜吞酸，痢不已，脾虚则精不胜，元气乏，失溺不能自持。

其脉来似水流，太过，在外；如鸟之距①，曰不及，病在内。太过，则令人四肢沉重，语言蹇涩；不及，则令人中满，不食乏力，手足缓弱不遂，涎引口中，四肢肿胀，溏泻不时，梦中饮食。

脾脉来而缓柔，去似鸟距践地，曰平；脉来实而满稍数，举足，曰病。

---

① 距：雄鸡、雉等的腿后面突出像脚趾的部分。

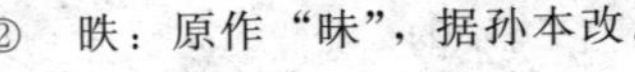

又，如鸟之啄，如鸟之距，如屋之漏，曰死。

中风则翕翕发热，状若醉人，腹中烦满，皮肉瞤而短气者也。

王时，其脉阿阿然缓，曰平。及弦急者，肝克脾，真鬼相遇，大凶之兆；及微涩而短者，肺来乘脾，不治而自愈；反季而得者，肾来从脾，亦为不妨；反浮而洪，心来生脾，不疾耳。

脾病也，色黄体重，失便，目直视，唇反张，爪甲青，四逆，吐食，百节疼痛不能举，其脉当浮大而缓，今反弦急，其色反青，此十死不可治也。

又，脾病，其色黄，饮食不消，腹胀满，身体重，骨节痛，大便硬，小便不利，其脉微缓而长者，可治。脾气虚则大便活，小便利，汗出不止，五液注下为五色。注，下利也。①

又，积在中，久不愈，则四肢不收，黄疸，食不为肌肤，气满胀喘而不足也。

又，脾实，则时梦筑墙盖屋，盛则梦歌乐；虚则梦饮食不足。

厥邪客于脾，则梦大泽丘陵，风雨坏室。

脾胀则善哕，四肢急，体重不食，善噫。

脾病则日昳②慧，平旦甚，日中持，下晡静。

---

① 注，下利也：疑衍。孙本此下有注文："此四字疑是注文"。

② 昳：原作"昧"，据孙本改。

脉急甚，则瘈疭；微急，则膈中不利，食不入而还出；脉缓甚则痿厥；微缓，则风痿，四肢不持；太甚，则寒热作；微大，则消瘅；滑甚，则颓疝；微滑，则虫毒，肠鸣，中热；涩甚，则肠癫；微涩，则内溃，下脓血。

脾脉至，大而虚，有积，脾气绝则十日死。

又，脐出者亦死。

唇焦枯，枯无纹理而青黑者死，脾先死也。

脾病，面黄目赤者，可治；青黑色入节，半岁而死；色如枳实者，一月死。凶吉休否，皆见其色出部分也。

又，口噤唇黑，四肢重如山，不能自持，大小便利无休歇，食饮不入，七日死。

又，唇虽痿黄，语声啭啭①者，可治。脾病疟气久不去，腹中鸣痛，徐徐热汗出，其人本意宽缓反急怒者，语则鼻笑，不能答人者，此过一月祸必至矣。

又，脾中寒，足热，则皆使人腹中痛，不下食。

又，病其舌强语涩，转卵缩，牵阴股中引痛，身重，不思食，鼓胀，变则水泄，不能卧者，死不治也。脾正热，则面黄目赤，胁痛满；寒则吐涎沫而不食，四肢痛，滑泄不已，手足厥，甚则颤栗如疟也。

---

① 啭啭（zhuàn zhuàn）：像鸟那样婉转地叫。

临病之时，要在明证详脉，然后投汤丸，期瘳[①]耳。

华先生中藏经卷第二终

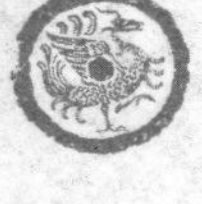

① 瘳（chōu）：病愈。

华先生中藏经卷第三

论胃虚实寒热生死逆顺之法第二十七

【按】 本篇论述胃之病证、脉候及决生死逆顺之法，内容多出于《内经》、《脉经》。

胃者，腑也。又名水谷之海，与脾为表里。胃者，人之根本，胃气壮，五脏六腑皆壮也，足阳明是其经也。

胃气绝，五日死。实则中胀便难，肢节疼痛，不下食，呕吐不已；虚则肠鸣胀满，引出滑泄；寒则腹中痛，不能食冷物；热则面赤如醉人，四肢不收持，不安眠，语狂目乱，便硬者是也。痛甚则腹胁胀满，吐呕不入食，当心上下不通，恶闻食臭，嫌人语，振寒，喜伸欠。

胃中热则唇黑，热甚则登高而歌，弃衣而走，颠狂不足[①]，汗出额上，衄不止。虚则四肢肿满，胸中短气，谷不化，中消也。胃中风则溏泄不已。胃不足则

① 足：瓒批为“定”。

多肌[1]不消食。病人胃不平则胃中病，渴者不能治。

胃脉坚而长，其色黄赤，病折腰；其脉软而散，病食痹；关上脉浮大者，虚也；浮而短涩者，实也；浮而微滑者，亦虚；浮而迟者，寒也；浮而数者，热也。虚实寒热生死之证，察其脉理，即成神妙也。

论肺脏虚实寒热生死逆顺脉证第二十八

【按】 本篇论述肺脏病证、脉候及决生死逆顺之法。

肺者，魄之舍，生气之源，乃五脏之华盖也。外养皮毛，内荣肠胃，与大肠为表里，手太阴、阳明是其经也。气通则能知其香味。

有病则善欬，实则鼻流清涕。虚实寒热，皆使人喘嗽。实则梦刀兵恐惧，坚息胸满；虚则寒生，欬息，利下，少气力，多悲感。

王于秋。其脉浮而毛曰平。

又，浮而短涩者，肺脉也。其脉来毛而中央坚，两傍虚，曰太过。病在外；其脉来毛而微，曰不及，病在内。太过，则令人气逆，胸满，背痛；不及，则

① 肌：瓒批为“饥”。

令人喘呼而欬，上气，见血，不闻声音。

又，肺脉厌厌聂聂[①]，如落榆叶住[②]，曰平。来如循鸡羽，曰病。如物之浮，如风之吹鸟背上毛者，死。其肺脉来至，大虚。

又，如以毛羽中人肤，其色赤，其毛折者死。

又，微曰平，毛多曰病，毛而弦[③]曰春病，弦甚曰即死。

又，肺病，吐衄血，皮热，脉数，颊赤者，死。

又，久欬而见血，身热而短气，脉当涩今反浮大，色当白今反赤者，火克金，十死不治也。

肺病喘咳，身寒无热，脉迟微者，可治。

秋王于肺，其脉当浮涩而短，曰平，反此为病。又反洪而大，而长，是火焚金，亦不可治；反得软而滑者，肾来乘肺，不治自愈；反浮大而缓者，是脾来生肺，不治而差；反弦而长者，是肺被肝从，为微邪，虽病不妨。

虚则不能息，耳重，嗌干，喘咳上气，肩背痛。有积则胁痛。

中风，则口燥而喘，身运而重，汗出而冒闷。其脉按之虚弱如葱叶，下无根者，死。

---

① 厌厌聂聂（yān yān niè niè）：安静轻小的样子。厌厌，安静；聂聂，轻小，见《素问·平人气象论》张志聪集注。

② 住：止也。见《广韵·遇韵》。

③ 弦：原本为“眩”，据瓒批而改。

中热，则唾血，其脉细、紧、浮、数、芤，皆主失血。此由躁扰、嗔怒、劳伤得之，气结壅所为也。

其人喘咳而目脱，其脉浮大者是也。

又，肺痿则涎沫，吐而咽干，欲饮者，欲愈；不饮，则未差。

又，欬而遗小便者，上虚不能制下故也。其沉浊者，病在内；浮清者，病在外。

肺孔死，则鼻孔开而黑，喘而目直视也。

又，肺绝则十三日死，其病足满，泻痢不觉出也。面白目青，此谓经乱也，此虽天命，亦不足治。

又，饮酒中风，言则肺发咳嗽喘闷，见血者，不可治；无血者，可治；面黄色白者，亦可治；肺病颊赤者，死。

又，言音喘急，短气而睡，此为真鬼相害，十死十，百死百，大逆之兆也。

又，汤[1]上而不[2]降，燔于肺，肺自结邪，胀满，喘急，狂言，目瞑，非常所说，而口鼻张，大小便头俱胀，饮水无度，此因热伤阳，为肺化血，不可治，半岁死。

又，肺病，使人心寒，寒甚则发热，寒热往来，

---

① 汤（tàng）：指火光。《广韵》：“汤，他浪切。”《广雅·释诂二》：“汤，爚也。”王念孙疏证：“沈肉于汤谓之爚，故又谓爚为汤。”爚即火光。

② 不：原为“下”，据孙本改。

休作不定，多惊咳喘，如有所见者是也。其脉浮而紧，又滑而数，又迟涩而小，皆为肺病之脉也。

又，其素声清而雄烈，暴不亮而拖气，用言语难出，视不转睛，虽未为病，其人不久。

又，肺病矣，则上气喘急，咳嗽，身热，脉大也；虚则力乏，喘促，右胁胀，语言气短者是也。

又，乍寒乍热，鼻塞，颐赤白，皆病之候也。

论大肠虚实寒热逆顺生死之法第二十九

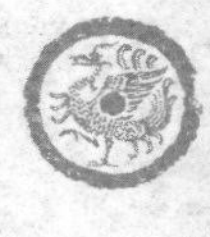

【按】 本篇论述大肠虚实寒热病证。本论大肠为“监仓之官”，与《素问·灵兰秘典论》所言的“传道之官”有所不同。若以六腑“泻而不藏”的生理特点来看，似乎“传道之官”更为贴切。

大肠者，肺之腑也。为传送之司，号监仓之官。肺病久则传入大肠，手阳明是其经也。

寒则泄，热则结，绝则利下不止而死。热极则便血。

又，风中大肠，则下血。

又，实热则胀满，大便不通；虚寒则滑泄不定。

大肠乍虚乍实，乍来乍去。寒则溏，热则垢，有积物则发热，憟而寒，其发渴如疟状。积冷脾痛，不能久立，痛已则泄何物[1]是也。虚则喜满，咳喘，咽中如核妨矣。

论肾脏虚实寒热逆顺生死之法第三十

【按】 本篇论述肾脏病证、脉候及决生死逆顺之法。

肾者，精神之舍，性命之根，外通于耳，男以闭精，女以包血，与膀胱为表里，足少阴、太阳是其经也。肾气绝，则不尽其天命而死也。

王于冬。其脉沉濡曰平，反此者病。其脉弹石，名曰太过，病在外；其去如数者，为不及，病在内。太过则令人体瘠而少气不欲言；不及则令人心如悬，少肠腹满，小便滑，变赤黄色。

又，肾脉来喘喘累累[2]如钩，按之坚，曰平。

又，来如引葛，按之益坚曰病。来如转索，辟辟如弹石曰死。

---

① 何（hè）物：何，同荷，见《集韵·哿韵》。《说文·人部》段玉裁注："何，俗作荷。"何物，指肠内所承受之物。

② 喘喘累累：指脉来急疾连绵不绝的样子。喘喘，急疾貌，见《素问·平人气象论》"喘喘连属"张志聪集注。

又，肾脉但石无胃气亦死。

肾有水则腹大脐肿，腰重痛，不得溺，阴下湿如牛鼻头汗出，是为逆寒，大便难。

肾病，手足冷，面赤目黄，小便不禁，骨节烦痛，小腹结痛，气上冲心，脉缓当沉而滑，今反浮大，其色当黑。

其翕翕少气，两耳若聋，精自出，饮食少，便下清，脉迟可治。

冬则脉沉而滑，曰平。反大而缓，是土克水，不可治；反浮涩而短，肺乘肾，易治；反弦而长者，肝乘肾，不治自愈；反浮大而洪，心乘肾，不为害。

肾病，腹大，体重满，咳嗽，汗出憎风，虚则胃中痛。

阴邪入肾则骨痛，腰痛上引脊背疼，遇房汗出，当风浴水，久立则肾病。

又，其脉急甚，则肾痿、瘕疾；微急，则沉厥，奔豚，足不收；缓甚，则折脊；微缓，则洞泄，食不化，入咽还出；大甚，则阴痿；微大，则石水起脐下，其肿埵埵[1]而上至胃者，死；小甚，则洞泄；微小，则消瘅；滑[2]甚，则癃颓；微滑，则骨痿，坐弗能起，目视见花；涩甚，则大壅塞；微涩，则痔疾。

---

① 埵埵（duǒ duǒ）：坚硬貌。埵，坚硬的土。

② 滑：原为“消”，据孙本改。

又，其脉之至，上坚而大，有脓气在阴中及腹内，名肾痺，得之因浴冷水。脉来沉而大坚，浮而紧，手足肿厥，阴痿，腰背疼，小肠、心下有水气，时胀满洞泄，此皆浴水中，身未干而合房得。

虚，梦船溺，人得其时，梦伏水中。盛实，则梦临深投水中。

肾胀，则腹痛满引背，帙帙然腰痹痛。肾病夜半患，四季甚，晡则静。肾生病则口热，舌干，咽肿，上气，嗌干及烦而痛，黄疸，肠病。久不愈，则腿筋痛，小便闭，两胁胀满，目盲者死。肾之精彻脊与腰相引而疼，饥见饱减，又①肾中寒结在脐下也。肾脉来细软，附于骨者是也。

又，面黑目白，肾已内伤，八日死。

又，阴缩，小便不出而不快者，亦死。

又，其色青黄，连耳左右，其人年三十许，百日死。若偏在一边，一日死。

实则烦闷，脐下重；热则舌干口焦，而小便涩黄；寒则阴中与腰脊俱疼，面黑耳干，哕而不食，或呕血是也。

又，喉鸣，坐而喘咳血出，亦为肾虚寒，气欲绝也。

寒热虚实既明，消详调救，即十可治、十全生之道也。

---

① 又：孙本作“此”。

论膀胱虚实寒热逆顺生死之法第三十一

【按】 本篇论述膀胱寒热虚实病证及决生死逆顺之法。

膀胱者，津液之腑也，与肾为表里，号水曹掾，名玉海也，足太阳是其经也。总通于五腑，所以五腑有疾，即应膀胱；膀胱有疾，即应胞囊。

小便不利，热入膀胱则甚，气急而小便黄涩也。膀胱寒，则小便数而清白也。

又，石水发，则根在膀胱，腹胀大者是也。

又，膀胱欬而不已，则传之三焦，肠满而不饮食也。然上焦主心肺之病，人有热则食不入；寒则精神不守，泄利不止，语声不出也；实则上绝于心，气不行也；虚则引起气入肺。其三焦之气和，则五脏六腑皆和；逆，则皆逆。

膀胱中有厥阴气，则梦行不快。满胀，则小便不下，脐下重闷，或有痛。

绝则三日气，死鸡鸣也。其三焦之论，备云在后。

论三焦虚实寒热生死逆顺脉证之法第三十二

【按】 本篇揭示了三焦的生理功能是“总领

五脏、六腑、荣卫、经络内外左右上下之气”，论述了三焦病证及决生死逆顺之法。本篇言三焦为“中清之腑”，是从性质而言，与《素问·灵兰秘典论》所言“三焦者，决渎之官，水道出焉”，一言性质，一言功能，是从不同角度对三焦的认识。

三焦者，人之三元之气也，号曰中清之腑，总领五脏、六腑、荣卫、经络内外左右上下之气也。三焦通，则内外左右上下皆通也。其于周①身灌体，和内调外，荣左养右，导上宣下，莫大于此也。又名玉海、水道，上则曰三管，中则曰霍乱，下则曰走哺②，名虽三，而归一，有其名而无形者也，亦号曰孤独之腑。而卫出于上，荣出于下。上者，络脉之系也；中者，经脉之系也；下者，人气之系也，亦又属膀胱之宗始，主通阴阳，调虚实。

呼吸有病，则苦腹胀，气满，小腹坚，溺而不得，便而窘迫也。溢则作水，留则为胀，足太阳是其经也。

又，上焦实热，则额汗出，能食而气不利，舌干，口焦，咽闭之类，腹胀胁肋痛；寒则不入食，吐酸水，

① 周：原本作“用”，从孙本改。

② 上则曰三管……下则曰走哺：三管，指胃气未定、汗出、食先吐等上焦病；霍乱，指上下隔绝、腹痛等中焦病；走哺，指二便不利等下焦病。出《千金要方》卷二十，此处以三焦病名代指三焦之名。

胸背引痛，嗌干，津不纳也；实则食已虚虚则还出，膨膨而不乐；虚则不能制下，遗便溺，头面肿也。

中焦实热，则上下不通，腹胀喘咳，下气不上，上气不下，关格而不通也；寒则不痢不止，食饮不消中满；虚则肠鸣膨胀也。

下焦实热，则小便不通，大便难，苦重痛也；虚寒则大小便泄下不止。

三焦之气和，则内外和。逆，则内外逆。故云，三焦者，人之三元之气也，宜矣！

论痹第三十三

【按】 本篇为本书论病之始。总论痹病的成因、病名、症状，后面篇章则分述五痹。

痹者，风寒暑湿之气中于脏腑之为也。入腑则病浅易治，入脏则病深难治。而有风痹、寒痹、湿痹、热痹、气痹，又有筋、骨①、血、肉、气之五痹也。大凡风寒暑湿之邪入于心则名血痹，入于脾则名肉痹，入于肝则名筋痹，入于肺则名气痹，入于肾则名骨痹。感病则一，其治乃异。

① 骨：原脱，据孙本及下文补。

痹者，闭也。五脏六腑感于邪气，乱于真气，闭而不仁，故曰闭也。

又，痹病或痛痒，或淋，或急，或缓而不能收持，或拳而不能舒张，或行立艰难，或言语蹇涩，或半身不遂，或四肢拳缩，或口眼偏邪，或手足欹侧[①]，或行步而不能言语，或不能行步，或左偏枯，或右壅滞，或上不通于下，或下不通于上，或大腑闭塞，或左右手疼痛，或得疾而即死，或感邪而未亡，或喘满而不寐，或昏昧而不醒，种种诸证，出于痹也。

痹者，风寒暑湿之气中于人，则使之然。其于脉候形证、治疗之法，亦各不同焉。

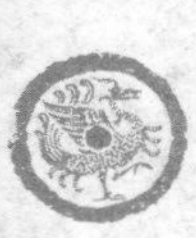

论气痹第三十四

【按】 本篇阐述气痹的病因是“愁思喜怒过多”，并指出部位不同的症状亦不同。

气痹者，愁思喜怒过多，则气结于上，久而不消，则伤肺，伤气则生气渐衰，而邪气愈胜。

留于上，则胸腹痹而不能食；注于下则肿，脚重而不能行；攻于左，则左不遂；冲于右，则右不仁；

---

① 欹（qi）侧：倾斜。

贯于舌，则不能言；遗于肠，则不能溺。壅而不散则痛，流而不聚则麻。真经既损，难以医治；邪气不胜，易为痊愈。其脉，右手寸口沉而迟涩者是也。宜节忧思以养气，慎怒以全真，此最为良矣。

论血痹第三十五

【按】 本篇指出血痹的病因病机，并列举了血痹的各种情形，“百证千状，皆失血也”。

血痹者，饮酒过多，怀热太盛。或寒折于经络，或湿犯于荣卫，因而血抟，遂成其咎。

故使人血不能荣外，气不能养内，内外已失，渐渐消削。左先枯，则右不能举；右先枯，则左不能伸；上先枯，则上不能制下；下先枯，则下不能克上；中先枯，则下①不能通疏。百证千状，皆失血也。其脉，左手寸口脉结而不能流利，或如断绝者是也。

论肉痹第三十六

【按】 本篇指出肉痹的病因、病机、证候。

---

① 下：疑为“中”之误。

肉痹者，饮食不节，膏粱肥美之所为也。脾[①]者，肉之本，气以食则肉不荣，肌肤不泽则纹理疏，风寒暑湿之邪易为入，故久不[②]治，则为肉痹也。

肉痹之状，其先能食，而不能充悦四肢，缓而不收持者也。其右关脉按举皆无力，而往来涩也。宜节饮食，以调其脏；常起居，以安其痹；然后依经补泻，以求其愈也。

论筋痹第三十七

【按】 本篇指出筋痹的病因、病机、脉候及治法。

筋痹者，由怒叫无时，行步奔急，淫邪伤肝，肝失其气，因而寒热所客，久而不去，流入筋会[③]，则使人筋急而不能舒缓也，故名曰筋痹。

宜活血以补肝，温气以养肾，然后服饵汤丸。治得其理，合自瘳已，不然则害人矣。其脉，左关中弦急而数，浮沉而有力是也。

---

① 脾：原为“痹”，今据瓒批改。
② 久不：原互乙，今据文意及孙本改。
③ 筋会：筋所会聚的地方。《难经·四十五难》：“筋会阳陵泉。”

论骨痹第三十八

【按】 本篇指出骨痹的病因、病机、证候。

骨痹者，乃嗜欲不节，伤于肾也。

气内消，则不能关禁；不能关禁，则中上俱乱；中上乱，则三焦之气痞而不通；三焦痞，则饮食不糟粕；饮食不糟粕，则精气日衰；精气日衰，则邪气妄入；邪气妄入，则上冲心舌。上冲心舌则为不语；中犯脾胃则为不充；下流腰膝则为不遂；傍攻四肢则为不仁。

寒在中则脉迟；热在中则脉数；风在中则脉浮；湿在中则脉濡；虚在中则脉滑。其证不一，要在详明，治疗之法列在后章。

论治中风偏枯之法第三十九

【按】 本篇指出中风偏枯的病机、证候及治法。

人病中风偏枯，其脉数而面干黑黧，手足不遂，言语蹇涩，治之奈何？在上则吐之，在中则泻之，在下则补之，在外则发之、温之、按之、熨之也。吐，谓出其涎也；泻，谓通其塞也；补，谓益其不足也；发，谓发其汗也；温，谓驱其湿也；按，谓散其气也；熨，谓助其阳也。

治之各合其宜，安可一揆①？在求其本。脉浮则发之，滑则吐之，脉伏而涩则泻之，脉紧则温之，脉迟则熨之，脉闭则按之。要察其可否，故不能揆治者也。

论五疔状候第四十

【按】 本篇开始转入外科疾病专论，阐述五疔的名称、病机、证候及预后。

五疔者，皆由喜怒忧思，冲寒冒热，恣饮醇酒，多嗜甘肥，毒鱼酢②酱，色欲过度之所为也。畜③其毒邪，浸渍脏腑，久不摅④散，始变为疔。其名有五，一曰白疔，二曰赤疔，三曰黄疔，四曰黑疔，五曰青疔。

白疔，起于右鼻下，初如粟米，根赤头白，麻木，

---

① 一揆（kuí）：同一种方法。揆，理也，见范晔《后汉书·皇后纪论》“略同一揆”吕向注。

② 酢（cù）：同醋。

③ 畜（xù）：积也，聚也。见《易·小畜》“小畜，亨”陆德明释文。

④ 摅（shū）：抒发。《广雅·释诂四》：“摅，抒也。”

或痛痒，使人憎寒头重，状若伤寒，不欲食，胸膈闷，喘促昏冒者死，未者可治。此疾不过五日，祸必至矣，宜速治之。

赤疔在舌下，根头俱赤。发痛，舌本硬，不能多言，惊，烦闷，恍惚，多渴，引水不休，小便不通，狂者死也，未者可治。此不出七日，祸必至矣，大人小儿皆能患也。

黄疔，起于唇齿龈边，其色黄，中有黄水。发则令人多食而还出，手足麻木，涎出不止，腹胀而烦，多睡不寐[①]者死也，未者可治。

黑疔，起于耳前，状如瘢痕，其色黑，长减不定。使人牙关急，腰、脊、脚、膝不仁，不然则病，亦不出三岁死。皆由肾气渐绝故也，宜慎欲事。

青疔，起于目下，始如瘤瘢，其色青，硬如石，使人目昏昏然无所见，多恐悸，睡不安宁，久不愈，令人盲，或脱精，有此则不出一年，祸必至矣。

白疔，其根肺；赤疔，其根心；黄疔，其根脾；黑疔，其根肾；青疔，其根肝。五疔之候，最为巨疾，不可不察也。治疗之法，一一如下。

痈疮论第四十一

【按】 本篇为痈疽疮肿专论，阐述痈疽疮肿

① 寐：孙本作“寤”。

的病因病机、证候及预后。

夫痈疽疮肿之作者，皆五脏六腑畜毒不流则皆有矣，非独因荣卫壅塞而发者也。其行也有处，其主也有归。假令发于喉舌者，心之毒；发于皮毛者，肺之毒；发于肌肉者，脾之毒；发于骨髓者，肾之毒；发于下者，阴之毒；发于上者，阳之毒；发于外者，六腑之毒；发于内者，五脏之毒。故内曰坏，外曰溃，上曰从，下曰逆。发于上者得之速，发于下者得之缓，感于六腑则易治，感于五脏则难瘳也。

又，近骨者多冷，近虚者多热。近骨者久不愈，则化血成蛊[①]；近虚者久不愈，则传气成漏。成蛊则多痒少痛，或先痒后痛；生漏则多痛少痒，或不痛不痒。内虚外实者，多痛少痒。血不止则多死，脓疾溃则多生。或吐逆无度，饮食不时，皆痈疽之使然。

种候万端，要在凭详，治疗之法，列在后篇。

华先生中藏经卷第三终

① 蛊（gǔ）：腹中的虫子。《说文·虫部》："蛊，腹中虫也。春秋传曰：皿虫为蛊，晦淫之所生也。"

华先生中藏经卷第四

论脚弱状候不同第四十二

【按】 本篇论述脚气与气脚的名称、病机、证候、治法之异，故篇名为《论脚弱状候不同》。本论从外感六淫、内伤七情立论，以自内注于脚者为气脚，自外入于脚膝者为脚气，对二者进行了比较。

人病脚气，与气脚之①异者，为邪毒从内而注入脚，名曰气脚②也；风、寒、暑、湿邪毒之气，从外而入于脚膝，渐传于内者，名曰脚气③也。皆以邪夺其正，使人病形颇相类例。其于治疗，亦有上下先后也，故分别于耳目。一揆而不察其由，无理致其瘳也。

又，喜怒忧思、寒热毒邪之气流入肢节，或注于脚膝，其状类诸风、历节、偏枯、痈肿之证。但入其脚膝，谓之气脚也；若从外入足，入脏者，谓之脚气也。气

① 之：原作“无”，据文意改。
② 气脚：原作“脚气”，据文意及孙本改。
③ 脚气：原作“气脚”，据文意及孙本改。

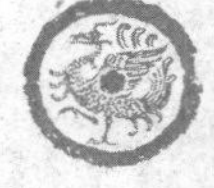

脚[①]者，先治内而次治外。实者利之，虚者益之。

又，病脚气多者，何也？谓人之心、肺二经起于手，脾、肾、肝三经起于足。手则清邪中之，足则浊邪中之。人身之苦者，手足耳。而足则最重者艰苦，故风寒暑湿之气，多中于足，以此脚气病多也。然而得之病者，从渐而生，病但始萌于不悟，悟者不晓，医家不为脚气，将为别疾，治疗不明，因循至大，身居厄矣。本从微起，渐成巨候，流入脏腑，伤于四肢、头项、腹背。未甚，终不能知觉也。时因他而作，或如伤寒，或如中暑，或腹背疼痛，或肢节不仁，或语言错乱，或精神昏昧，或时喘乏，或暴盲聋，或饮食不入，或脏腑不通，或挛急不遂，或舒缓不收，或口眼牵搐，或手足颤掉，种种多状，莫有达者。故使愚俗束手受病，死无告疗。仁者见之，岂不伤哉！今述本末，略示后学，请深消息。

至于醉入房中，饱眠露下，当风取凉，对月贪欢，沐浴未干而热睡[②]，房室才罢而冲轩[③]，久立于低湿，久伫于水泾，冒雨而行，清寒而寝，劳伤汗出，食饮悲生，犯诸禁忌，因成疾矣。其于不正之气，中于上则害于头目，害于中则蛊于心腹，形于下则灾于腰脚，及于旁则妨于肢节，千状万证，皆属气脚。起于脚膝，

---

① 气脚：原二字互乙，据文意及孙本改。

② 热睡：此处疑为“熟睡”之误。

③ 冲轩：打开窗户。

乃谓脚气也。形候脉理，亦在详明。

其脉浮而弦者，起于风；濡而弱者，起于湿；洪而数者，起于热；迟而涩者，起于寒；滑而微者，起于虚；牢而坚者，起于实。在于上则由于上，在于下则发于下，在于中则发于中。结则因气，散则因忧，紧则因怒，细则因悲。风者汗而愈，湿者温而愈，热则解而愈，寒则熨而愈。虚者补之，实者泻之，气则流之，忧则宽之，怒则悦之，悲则和之，能通斯方，谓之良医。

脚气之病，传于心肝，十死不治。入心则恍惚忘谬，呕吐食不入，眠不安定，左寸口脉乍大乍小，乍有乍无者是也。入肾即腰脚俱肿，小便不通，呻吟不绝，目额皆黑色，时上冲胸腹而喘，其左尺中脉绝者是也，切宜明审矣！

论水肿脉证生死疾第四十三

【按】本篇论述水肿的病因、病机、病位、证候。明确水肿的病位在肾与三焦，提出“十水”之名。

人中百病难疗者，莫出于水也。水者，肾之制也。肾者，人之本也。肾气壮则水还于肾，肾虚则水散于皮。

又，三焦壅塞，荣卫闭格，血气不从，虚实交变，

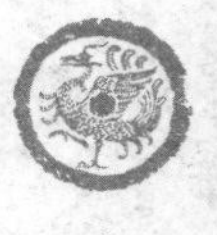

水随气流，故为水病。有肿于头目，肿于腰脚者，有肿于四肢者，有肿于双目者，有因嗽而得者，有因劳而生者，有因凝滞而起者，有因虚而成者，有因五脏而出者，有因六腑而来者，类目多种，状各不同。所以难治，由此百状，人难晓达，纵晓其端，则又人以娇恣，不循理法，冒犯禁忌，弗能备矣！故人中水疾，死者多矣。

水有十名，具于篇末。一曰青水，二曰赤水，三曰黄水，四曰白水，五曰黑水，六曰玄水，七曰风水，八曰石水，九曰里水，十曰气水。

青水者，其根起于肝，其状先从面肿，而渐行一身也。赤水者，其根起于心，其状先从胸肿起也。黄水者，其根起于脾，其状先从腹肿。白水者，其根起于肺，先从脚肿而上，气喘嗽也。黑水者，其根起于肾，其状先从足趺肿。玄水者，其根在胆，其状先从面肿而至足者是也。风水者，其根在胃，先从四肢肿。石水者，其根在膀胱，其状小腹肿大是也。里水者，其根在小肠，其状先从腹胀而不肿，渐渐而肿也。气水者，其根在肠，乍来乍去，乍衰乍盛者是也。良由上下不通，关窍不利，气血痞格，阴阳不调而致。其脉洪大者死。

久不愈之病，令人患水气。临时发散，归五脏六腑则主为病也。消渴者，因冒风冲热，饥饱失常，饮酒过量，嗜欲伤频，或服药石，久而积成，使之然也。

论淋沥小便不利第四十四

【按】 本篇论述了冷、热、气、劳、膏、砂、虚、实八淋的病因、病机、证候和预后。特别强调砂淋“最为危矣”，应予以重视。

诸淋与小便不利者，五脏不通，六腑不和，三焦痞涩，荣卫耗失，冒热饮酒，过醉入房，竭散精神，劳伤气血，或因色兴而败精不出，或因迷宠而真髓多输[①]，或惊惶不定，或忧思不宁，或饥饱过时，或奔驰不定，或隐忍大小便，或寒入膀胱，或发泄久兴，或暑中胞囊伤，兹不遘[②]慎，致起斯疾。状候变异者，名亦不同，则有冷、热、气、劳、膏、砂、虚、实之八种耳。

冷者，小便数而色白如泔也。

热者，小便涩而赤色如血也。

气者，脐腹满闷，小便不通利而痛也。

劳者，小便淋沥不绝，如水滴漏而不断绝也。

膏者，小便中出物如脂膏也。

砂者，腹脐隐痛，小便难，其痛不可忍，须臾如小便中下如砂石之类，有大如皂角子，或赤或白，色

---

① 输（shū）：泻。《玉篇·车部》：“输，泻也。”

② 遘（gòu）：相遇。

泽不定。

此由肾气弱，贪于女色，闭而不泄，泄而不止，虚伤真气，邪热渐弱，结聚成砂。又如水煮盐，火大水小，盐渐成石之类。为肾者，水也，鹹①归于肾，鹹积于肾，水瘤②于下，虚热日甚，煎结而生，又非一时之作也。盖远火，乃痓成五岁③，败即三年。壮人五载祸必来，宜乎急攻。八淋之中，唯此最为危矣。其脉盛大而实者可治，虚小而涩④者不可治。

虚者，肾与膀胱俱虚，精滑梦泄，小便不禁者也。

实者，谓经络闭塞，水道不利，茎痛腿酸者也。

又，诸淋之病，与脉相从者活，反者死、凶。治疗之际，亦在详酌耳。

古之与今有饵得失第四十五

【按】 本篇分析了服饵得失的原因，提出了服饵的基本原则在于“人药相合”。

古之与今，有服饵得失者，盖以其宜、不宜也。

---

① 鹹（xián）：同咸。《玉篇·酉部》：“鹹，俗咸字。”

② 瘤：肿。《说文·疒部》：“瘤，肿也。”

③ 盖远火，乃痓成五岁：瓒批为：“盖远久乃发，成即五岁”。

④ 涩：原作“湿”，据瓒批改。

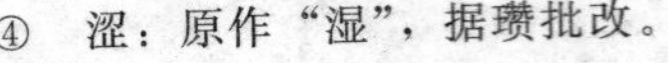

或草或木，或金或石，或单方得力，或群队获功，或金石毒而致死，或势助而能全，其验不一者，何也？基本实者，得宣通之性，必延其命；基本虚者，得补益之情，必长其年。虚而过泻，实而更增，千死其千，万殁其万，则决矣。

有年少富盛之人，恃其药力，恣其酒欲，夸弄其术，暗使精神内损，药力扶持，忽然疾作，何能救疗？如是者，岂止灾之内发，但恐药饵无功，实可叹哉！其于久明方书，在审其宜，人药相合，效岂妄耳！假如脏不足则养其脏，腑有余则泻其腑，外实则理外，内虚则养内，上塞而引上，下塞而通下，中涩则解中，左痛则治左，右病则治右。上、下、左、右、内、外、虚、实，各称其法，安有横夭者也？故万无不效，病无不愈者，切务于谨察也。

论三痞并方第四十六

【按】 本篇论述上、中、下三痞的病因、病机、证候及方药。

金石草木，皆可以不死。有验无验，在乎有志[①]无

① 志，通识。《广雅·释诂二》："志，识也。"王念孙疏证："志与识声义并同。"

志也。虽能久服，而又其药热壅塞而不散，或上或下，或痞或涩，各有其候，请速[①]审明用法，免败其高于寿矣！

辨上痞候并方

头眩目昏，面赤心悸，肢节痛，前后不仁，不仁谓痛麻、痹满者也。多痰短气，惧火喜寒一云恶寒，又状若中风之类者，是用后方：

桑白皮阔一寸，长一尺　槟榔一枚　木通一尺　大黄三分，湿纸煨　黄芩一分　泽泻二两

右剉为散，水五升，煎去三升，取清，分二服，食后、临卧服。

辨中痞候并方

肠满胀，四肢倦，行立艰，食以[②]呕，多冒昧，减饮食或渴者是也，宜用后方：

槟榔一枚　木香一分

右为末，生蜜，丸梧桐大，姜汤下三十丸。食后，日二服，未减加之，效则勿再服。

附方：

桂五钱，不焙　槟榔一个　黑牵牛四两，生取末二两，余不用

右为末，蜜酒调二钱，以和为度。

---

① 速：原作“迷”，从孙本改。

② 以：瓒批作“已”。

辨下痞候并方

小便不利，脐下满硬，语言蹇滞，腰痛，脚重不能立是也，宜用后方：

瞿麦头子一两　官桂一分　甘遂三分　车前子一两，炒

右为末，以豮猪①食子②一个，去筋膜，薄批开，入药末二钱，匀湿纸，包煨熟，空心嚼，服酒送下，以大便为度。小便未利，脐腹未软，更服后方：

葱白一寸，去心

入硇砂一钱，安葱心中，两头以线子系之，湿纸包，煨熟，冷醇酒送下，空心服，以效为度。

论疗治有下汗吐补交错致于死候第四十七

【按】 本篇详细剖析了17种治疗方法的使用范围、作用，阐述了当用不用和误用所引起的后果，最后明述治疗禁忌。全面清晰，条分缕析，应为学者所重视。

夫病有宜汤者，宜丸者，宜散者，宜下者，宜吐

---

① 豮（fén）猪：经过阉割的猪。《说文·豕部》："豮，羠豕也。"段注："羠，去势之谓也。"

② 食子：瓒批作"肾子"。

者，宜汗者，宜灸者，宜针者，宜补者，宜按摩者，宜导引者，宜蒸熨者，宜暖洗者，宜悦愉者，宜和缓者，宜水者，宜火者，种种之法，岂惟一也？若非良善精博，难为取愈。庸下识浅，乱投汤丸，汗、下、补、吐，动使交错，轻者令重，重者令死，举世皆然。

且汤可以涤荡脏腑，开通经络，调品阴阳，祛分邪恶，润泽枯朽，悦养皮肤。养气力，助困竭，莫离于阳[①]也。丸可以逐风冷，破坚癥，消积聚，进饮食，舒荣卫，定开窍。缓缓然参合，无出于丸也。散者，能祛风邪暑湿之气，摅寒湿浊之毒，发散四肢之壅滞，除剪五脏之结伏。开肠和胃，行脉通经，莫过于散也。下则疏豁闭塞，补则益助虚乏，灸则起阴通阳，针则行荣引卫，导引则可以逐客邪于关节，按摩则可以驱浮淫于肌肉，蒸熨辟冷，暖洗生阳，悦愉爽神，和缓安气。

若实而不下，则使人心腹胀满，烦乱，鼓肿。若虚而不补，则使人气血消散，肌肉耗亡，精神脱失[②]，志意昏迷。可汗而不汗，则使人毛孔关塞，闷绝而终。合吐而不吐，则使结胸上喘，水食不入而死。当灸而不灸，则使人冷气重凝，阴毒内聚，厥气上冲，分坠不散，以致消减。当针而不针，则使人荣卫不行，经

---

① 阳：瓒批为“汤”。

② 肌肉耗亡，精神脱失：孙本为“精神耗亡，肌肉脱失”。

络不利，邪渐胜真，冒昧而昏。宜导引而不导引，则使人邪侵关节，固结难通。宜按摩而不按摩，则使人淫随肌肉，久留未消。宜蒸熨而不蒸熨，则使人冷气潜伏，渐成痹厥。宜暖洗而不暖洗，则使人阳气不行，阴邪相害。

不当下而下，则使人开肠荡胃，洞泄不禁。不当汗而汗，则令人肌肉消绝，津液枯耗。不当吐而吐，则使人心神烦乱，脏腑奔冲。不当灸而灸，则使人重伤经络，内蓄痰毒，反害于中和，致于不可救。不当针而针，则使人气血散失，机关细缩。不当导引而导引，则使人真气劳败，邪气妄行。不当按摩而按摩，则使人肌肉膜胀，筋骨舒张。不当蒸熨而蒸熨，则使人阳气偏行，阴气内聚。不当暖洗而暖洗，则使人湿灼皮肤，热生肌体。不当悦愉而悦愉，则使人神失气消，精神不快。不当和缓而和缓，则使人气停意折，健忘伤志。

大凡治疗，要合其宜，脉状病候，少陈于后。凡脉不紧数，则勿发其汗。脉不疾数，不可以下。心胸不闭，尺脉微弱，不可以吐。关节不急，荣卫不壅，不可以针。阴气不盛，阳气不衰，勿灸。内无客邪，勿导引。外无淫气，勿按摩。皮肤不痹，勿蒸熨。肌肉不寒，勿暖洗。神不凝迷，勿悦愉。气不急奔，勿和缓。顺此者生，逆此者死耳。脉病之法，备说在前。

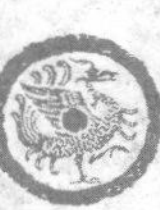

论诊杂病必死候第四十八

【按】 本篇先论述如何辨脉生死之别，后详述杂病 64 种死脉。本论大部分内容亦见于《脉经》及《千金要方》，可参。

夫人生气健壮者，外色光华，内脉平调。五脏六腑之气消耗，则脉无所依，色无所泽，如是者百无一生。虽能饮食行立，而端然不悟，不知死之逼矣，实为痛，少具大法，列之于后。

病瞪目引水，心下牢满，其脉濡而微者死。

病[①]吐衄泻血，其脉浮大牢数者死。

病妄言身热，手足冷，其脉细微者死。

病大泄不止，其脉紧大而滑者死。

病头目痛，其脉涩短者死。

病腹中痛，其脉浮大而长者死。

病腹痛而喘，其脉滑而利，数而紧者死。

病四逆者，其脉浮大而短者死。

病耳无闻，其脉浮大而涩者死。

病脑痛，其脉缓而大者死。

---

① 病：原为“论”，据瓒批而改。

左痛右痛，上痛下痛者死。

下痛而脉病者死。

病厥逆，呼之不应，脉绝者死。

病人脉宜大，反小者死。

肥人脉细欲绝者死。

瘦人脉躁者死。

人脉本滑利，而反涩者死。

人脉本长，而反短者死。

人尺脉上应寸口，太迟者死。

温病，三四日未汗，脉太疾者死。

温病，脉细微而往来不快，胸中闭者死。

温病，发热甚，脉反小弱者死。

病甚，脉往来不调者死。

温病，腹中痛，下痢者死。

温病，汗不出，出不至足者死。

病疟，腰脊强急，瘈疭者死。

病心腹胀满，痛不止，脉坚大洪者死。

痢血不止，身热脉数者死。

病胀满，四逆，脉长者死。

热病七八日，汗当出反不出，脉绝者死。

热病七八日，不汗，躁狂，口舌焦黑，脉反细弱者死。

热病，未汗出而脉大盛者死。

热病，汗出而脉未尽，往来转大者死。

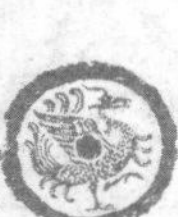

病咳嗽，脉数身瘦者死。

暴咳嗽，脉散者死。

病咳，形肥，脉急甚者死。

病嗽而呕，便滑不禁，脉弦欲绝者死。

病诸嗽喘，脉沉而浮者死。

病上气，脉数者死。

病肌热形瘦，脱肛，热不去，脉甚紧急者死。

病肠癖，转筋，脉极数者死。

病中风，痿疾不仁，脉紧急者死。

病上喘气急，四匝脉涩者死。

病寒热，瘈疭，脉大者死。

病金疮血不止，脉大者死。

病坠损内伤，脉小弱者死。

病伤寒，身热甚，脉反小者死。

病厥逆汗出，脉虚而缓者死。

病洞泄，不下食，脉急者死。

病肠澼，下白脓者死。

病肠澼，下脓血，脉悬绝者死。

病肠澼，下脓血，身有寒，脉绝者死。

病咳嗽，脉沉坚者死。

病肠中有积聚，脉虚弱者死。

病水气，脉微而小者死。

病水胀如鼓，脉虚小涩者死。

病泄注，脉浮大而滑者死。

病内外俱虚，卧不得安，身冷，脉细微，呕而不入食者死。

病冷气上攻，脉逆而涩者死。

卒死，脉坚而细微者死。

热病三五日，头痛身热，食如故，脉直而疾者，八日死。

久病，脉实者死。

又，虚缓，虚微，虚滑，弦急者死。

卒病，脉弦而数者死。

凡此凶脉，十死十，百死百，不可治也。

华先生中藏经卷第四终

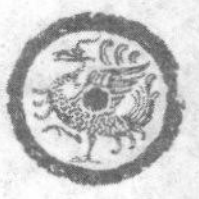

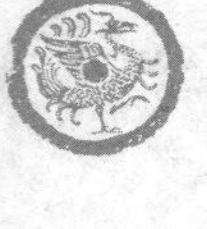

华先生中藏经卷第五

察声色形证决死法第四十九

【按】本篇论述从患者声音、面色、形态、证候等方面来决断生死之法，临床应加以辨别，不要拘泥。

凡人五脏六腑，荣卫关窍，宜平生气血顺度，循环无终，是为不病之本。若有缺绝，则祸必来矣。要在临病之时，存神内想，息气内观，心不妄视，著意精察，方能通神明，探幽微，断死决生，千无一误，死之证兆，具之于后。

黑色起于耳目鼻上，渐入于口者，死。

赤色见于耳、目、额者，五日死。

黑白色入口、鼻、目中者，五日死。

黑或如马肝色，望之如青，近则如黑者，死。

张口如鱼，出气不反者，死。

循摸衣缝者，死。

妄语错乱，及不能语者死；热病即不死。

尸臭不可近者，死。

面目直视者，死。

肩息者，一日死。

面青，人中反者三日死。

面无光，牙齿黑者死。

面青，目黑者，死。

面白，目黑者，十日死。

面赤，眼黄，即时死。

面黑，目白者，八日死。

面青，目黄者，五日死。

眉系倾者，七日死。

齿忽黑色者，三十日死。

发直者，十五日死。

遗尿不觉者，五六日死。

唇口乍干黑者，死。

爪中青黑色，死。

头目久痛，卒视不明者，死。

舌卷卵缩者，死。

面黑直视者，死。

面青，目白者，死。

面黄，目白者，死。

面目俱白者，死。

面目青黑者，死。

面青唇黑者，死。

发如麻，喜怒不调者，死。

发肩如冲起者，死。

面色黑，胁满者，不能反侧者死。

面色苍黑，卒肿者死。

掌肿无纹，脐肿出，囊茎俱肿者死。

手、足爪甲肉黑色者，死。

汗出不流者，死。

唇反人中满者，死。

阴阳俱绝，目匡[1]陷者死。

五脏内外绝，神气不守，其声嘶者死。

阳绝阴结，精神恍惚，撮空裂衣者死。

阴阳俱闭，失音者死。

荣卫耗散，面目浮肿者死。

心绝于肾，肩息，回眄[2]目直者，一日死。

肺绝，则气去不反，口如鱼口者，三日死。

骨绝，腰脊痛，肾中重，不可反侧，足膝后平者，五日死。

肾绝，大便赤涩，下血，耳干，脚浮，舌肿者，六日死。又曰足肿者，九日死。

脾绝，口冷，足肿胀，泄不觉者，十二日死。

筋绝，魂惊虚恐，手足爪甲青，呼骂不休者，八九日死。

肝绝，汗出如水，恐惧不安，伏卧，目直面青者，

---

① 匡：同眶，眼眶。

② 回眄（miǎn）：回视。《广雅·释诂一》："眄：回视也。"

八日死。又曰即时死。

胃绝，齿落面黄者，七日死，又十日死。

凡此察听之，更须详酌者矣！

曼应丸

甘遂三两　芫花三两　大戟三两　巴豆二两，去皮　干漆二两　皂角七挺，去皮　大黄三两，煨　三棱三两　蓬莪术二两　槟榔一两　木通一两　当归五两　雷丸一两　黑牵牛五两　桑白皮二两　五灵脂五两　硇砂[①]三两　诃子一两，麦裹煨熟，去麦　泽泻二两　栀子仁二两

右各洗了，细剉，入米醋二升，浸三日，入银、石器中，慢火熬，令醋尽，焙干，再炒黄黑色，存性入后药，同为末如后：

木香　肉桂　陈皮去白　丁香　青皮去白　肉豆蔻　黄芪　白术　没药　附子炮裂，去皮脐　各一两　芍药　川芎　白牵牛炒　天南星水煮　鳖甲醋制，浸炙令黄　熟地黄酒浸一宿　牡丹皮　赤茯苓　芸苔台炒　干姜炮裂去皮　各二两

右同为末，醋糊丸菉豆[②]大，用在后，须至诚净室中，合方验也。

结胸，油浆水下七丸，未动再服。

---

① 硇（náo）砂：矿物名，黄白色粉末或块状，味辛咸，是氯化铵的天然产物，可祛痰。

② 菉（lù）豆：即绿豆。

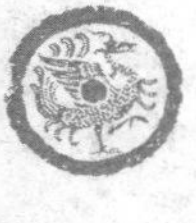

积殗①，食癥，水下三丸。

水气通身肿，茯苓汤下五丸。

膈噎，丁香汤下三丸。

因积成劳，鳖甲汤下二丸。

腹下一切痛，醋汤下七丸。

小肠痃癖，茴香汤下三丸。

大小便不通，蜜汤下五丸。

心痛，茱萸汤下五丸。

卒死，以小便下七丸。

白痢，干姜汤下一丸。

赤痢，甘草汤下一丸。

胃冷吐逆，丁香汤下二丸。

大灵治传尸明月丹

雄黄半两　兔粪二两　天灵盖一两，炙　鳖甲制，一个　木香半两　轻粉一分

右为末，用法：酒一大升，大黄半两熬膏，入前药为丸，弹子大，朱砂为衣。

传尸劳，肌瘦面黄，呕吐，咳嗽不定，先烧安息香令烟尽，吸之不嗽，非传尸也，不可用此药。若烟入口，咳嗽不能禁止，乃尸也，宜用此药。五更初服，勿使人知，以童子小便同酒共一盏，化一丸服之，如

① 积殗（yè）：久病。殗，《广雅·释诂一》：“殗，病也。”

人行二十里止吐出虫，其状如灯心，而细长及寸，或如烂李，又如虾蟆，状各不同。未效，次日初服，以应为度。

解劳生肌进食治血养心地黄煎丸

生地黄汁五升　杏仁汁五升　生姜汁五升　藕汁五升　薄荷汁五升　鹅梨汁一升　法酒二升　沙蜜四两

右慢火熬成膏入后药。

柴胡三两，洗，去芦　木香　人参　茯苓　山药　柏子仁微炒，另研　远志去心　白术　枳壳浸去穰，切麦黄　各一两　秦艽二两，洗，去芦　桔梗　熟地黄四两，酒浸一宿，切，焙　麝香半两，细研

上丸如桐子大，每日食后，甘草汤下二十丸。

癥瘕

大黄湿纸裹煨　硇砂　三棱湿纸裹煨，乘热细切　干漆炒至烟尽　巴豆去皮出油　各一两

醋一升，熬成膏，入药如后：

木香　丁香　枳实去穰切面，炒黄　官桂　各一两半

右同丸，如菉豆大，米汤下三丸。

通气阿魏丸方

阿魏二两，酒熬　沉香一两　桂半两　牵牛一两，炒

右将阿魏熬成膏，次入前药和丸如樱桃大，朱砂

为衣，一丸酒化下。诸气不通，胸背痛，结塞闷乱者宜。

醉仙丹

治偏枯不遂，皮肤不仁。

麻黄水煮，焙干为末，一两　天南星七个，炮　黑附子三个，炮，去皮　地龙七条，去土

右除麻黄，先为末，次将麻黄末入酒一升，熬成膏，入前末，丸如弹子大，每日食后，临卧酒化一两，汗出效。

偏枯不遂，皮肤不仁者，皆由五官虚气，风寒暑湿之邪蓄积在中，久而不散，乃成疾焉。

破黄七神丹

朴硝二斤　朱砂五两　大黄七两，湿纸裹煨　栀子二两　豆豉半升，以绢袋盛之　甘遂二两　腻粉一两

右水二斗，熬令水尽，除甘遂、豉、栀子、大黄，只取朴硝、朱砂、轻粉末，丸弹子大，每一丸水化下，以吐泻为度。

暴喘欲死方

大黄一两，湿纸裹煨　牵牛二两，炒

右为细末，蜜水调二钱，立止。治上热痰喘，虚肺、寒冷胃不可用。

暴咽喉闭气欲绝

干膝炒，令烟筒子吸之

驻颜长算祛百疾交藤丸

何首乌即交藤根也，用一斤赤白者　茯苓五两　牛膝二两

右蜜丸，酒下三十丸。忌食猪、羊血。

疮方通神乳香膏

贴诸毒疮肿，发背，痈疽。

乳香　没药　血竭　腊一两　黄丹二两　木鳖子二两　腻粉三钱　乌贼鱼骨二两　不灰木四两　五灵脂二两　海桐皮二两　沥青四两　油八两，熬用

一切气满麝香丸

古秘方无巴豆、血竭，止痛破血，生肌肉及血不止。

麝香一分　乳香一分　巴豆十四个，去皮出油

右枣肉同丸，任疮上。

治阴厥①面日俱青，心下硬，四肢冷，脉细而欲绝破棺散

硫黄一两，酒煮　朱砂一两，研

右二味酒丸鸡头大，入室中勿令人知，同病人身

---

① 阴厥：原作“厥阴”，据瓒批改。

长，掘一坑，深一尺，入粟秆，火烧令坑子极热；醋五升，沃令气出，衣被铺坑，以酒化一丸，服之后合病人坑上，卧少时汗出。

治阳厥发狂将成疸络肠汤

大黄四两，湿纸裹煨　大青一两　栀子二两　甘草一两，炙

右水五升，煎去二升，内朴硝五合熬去一升，分四服[①]，量虚实与之。

起卒生救生丹

此方不可服。

大黄半两，湿纸裹煨　腻粉半两　朱砂一分　雄黄一分　巴豆七个，去皮，出油

右用鲫胆汁丸鸡头大，用童子小便下一丸，擀开口灌之，内大葱尾一寸许入鼻中，如人行五七里，当吐出涎，即活。

脾厥吐泻霍乱

附子炮裂，去皮脐　生姜　甘草炒　豆豉　等分

右用水半升，药末二钱，枣七个，生姜一片，同煎至一觥，温服。

---

① 服：原为“升”，据瓒批改。

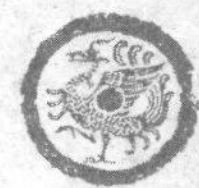

治心脾卒痛不可忍

木香一两　蓬术一两　干漆炒至烟尽，一分

右醋汤调下一钱立止。

左慈真人千金地黄煎

生地黄一秤取汁熬，入地黄末

酒丸下二十丸。

大上延年万胜追魂散

治劳瘦垂死方

人参　杏仁去皮尖　天灵盖一两，炒　柴胡一两　川椒一分，去目，微炒，出汗　柳桃心一小握

右用童子小便一升，末一两，煎令熟，空心日午各一服，五日效。

葛玄真人百补交精丸

熟地黄四两，酒浸一宿，切，焙干，秤　山药二两　五味子六两　杜仲三两，去粗皮，剉碎，炒断丝　苁蓉二两，酒浸一宿焙干称　牛膝二两，去芦，剉寸，酒浸一宿，焙，称　泽泻　茯苓　山茱萸　远志去心　巴戟　赤石脂　柏子仁微炒，另研　石膏，火烧令赤，出火毒　各一两

右蜜丸桐子大，空心酒下二十丸，男女服之。

扁鹊玉壶丸

硫黄一斤，桑灰煮，入坑子内，去火毒了，细研如面

右汤浸蒸饼为丸，如梧桐子大，每服十丸。

疗百疾延寿酒

黄精四斤　天门冬三斤　松叶六斤　枸杞五斤　苍术四斤

水三硕，煮一日，右熬如酿酒法，空心服之。

解一切毒玉霜丸

牙硝半斤　朴硝半斤　硼砂四两　白矾二两

右四味，火镕成汁，倾入一地坑子内为末，龙脑二两研，水半盏，令生蜜调一钱，小儿量虚实。

三痟吐血、黄疸三黄丸

黄连三两　大黄一两，湿纸裹煨　黄芩二两

右炼蜜丸桐子大，用熟水下十五丸，食后服，临卧。

救百物入咽喉鲠欲死

茯苓　贯众　甘草

右等分，米饮调一钱。

华先生中藏经卷第六

三茱丸

治小肠气痛。

山石　吴茱萸各一两　金铃子取肉并皮，一两　青皮去穰　舶上茴香　马兰三味各一两

右七味，逐味于银铫内炒令香，为末，酒糊丸，如梧桐子大。每疾作，盐酒下三五十丸。久年不差，五七服可除根本。

金铃丸

治小肠气，一服立愈。

牵牛子炒　青皮去白　良姜各等分　川楝子　舶上茴香各半两　玄胡索一两

右为细末，生姜自然汁煮面糊丸，如梧桐子大，朱砂为衣。每服三十丸，烧绵为灰浸酒下，不计时候。

烧肝散

治久年不差，心劳口疮。

银州柴胡去芦　白术　红芍药　牡丹皮　苍术以上五味各一两　人参　黑附子炮去脐皮　石斛去浮膜三味各半两

右同为细末，用獖猪肝薄批，去血水，掺药在上，匀遍，以荷叶裹定，湿纸包之，慢火煨，令过熟，空心食前，米饮下。此药有奇功。

补心丹

治因惊失心，或因思虑过当，心气不宁，狂言妄语，叫呼奔走。

朱砂一分　雄黄一分　并研　白附子一钱，为末

右拌匀，以猪心血丸如梧桐子大，更别以朱砂为衣。每服二丸，临卧，用人参菖蒲汤下。常服一粒，能安魂魄，补心气，镇神灵。

椒红丸

治嗽不止及补中益气、进食。

小椒拣净二两，去目，炒过出汗用　干山药一两　川附子一两，炮，去皮脐

右同为细末，以好酒煮，淡木瓜和之，再入臼中杵三五百下，丸如桐子大。每服十五～二十丸，空心、食前，盐汤、温酒任下。泄泻，米饮下。如喉中痰涎如水鸡声，晓夕不止者，一两服见效。

缩砂丸

消积、温中、顺气。治风痰，利胸膈，尤治伤生冷呕逆、泄泻。

天南星四两，汤浸洗七遍，切，焙干，秤　良姜四两　缩砂仁二两

右为细末，生姜自然汁煮，面糊丸如梧桐子大。每服十五丸或二十丸，擦生姜浸汤下，不计时服。

强中丸

治气消食，益脾胃，进饮食。

白术或苍术　陈皮去穰　干姜炮　良姜油炒　青皮去穰

右等分，同为细末，汤浸，蒸饼，搦去水，和丸如梧子大。每服三、五十丸。

养胃丹

治脾胃不和，全不思食，中脘停寒，呕逆恶心，脏寒泄利，腹痛肠鸣。常服温中养胃，散饮思食。

丁香一两半　白豆蔻仁半两　人参三分　甘草半两，炙　干姜三两，炮，用干生姜尤佳　半夏曲半两

右同为细末，炼蜜为丸，每两作十丸。每服一丸，温汤化下。空心、食前服之。或细嚼，汤下亦可。造曲法：半夏不以多少，汤浸，洗七遍，焙干，捣，罗为末。用生姜汁和作饼子，焙干用之。

五皮散

大治男子妇人脾胃停滞，头面四肢悉肿，心腹胀

满，上气促急，胸膈烦闷，痰涎上壅，饮食不下，行步气奔，状如水病，先服此药，能疏理脾气，消退虚肿。切不可乱服泻水等药，以致脾元虚损，所患愈甚。此药平良无毒，多服不妨。

生姜皮　桑白皮　陈橘皮　大腹皮　茯苓皮各等分

右为粗末，每服三钱，水一盏半，煎至八分，去滓，不计时候，温服。忌生冷油腻硬物。

立效散

治腰痛。

玄胡索　当归　官桂

右各等分，酒调细末二钱匕，服。

香芎散

治一切头风。

香附子半斤，炒，去毛　川芎三两　甘草一两，炙　石膏一两，研

右为细末，每服一钱，腊茶荆芥汤点服，食后。

古卿古败散

治头风、血风。又名荆芥散。

荆芥穗一斤　干菊花半斤　川芎四两　白术三两

右同为细末，食后茶调二钱。此药明目去风。

再苏丹

治骨节疼痛，语言不正，行步艰难，手足战掉搐拽。

川乌头二两　草乌头一两　五灵脂四两

右为末，滴水为丸如鸡头大。每服一丸，研碎，入酒一盏，生姜三片，地黄三条，乳香少许，同煎至七分，临卧，通口服。吃了须摩擦患处，令热彻，以助药力。如合时，入乳香末一二钱，即煎时，更不须入。

沉香饮子

治痞气，升降阴阳。

沉香　木香　羌活　独活　人参　桑白皮微炙黄　白茯苓　紫苏叶以上各等分

右㕮咀为粗末。每服三大钱，水一盏半，大枣二个，姜五片，煎至七分，去滓，食前温服。二滓又作一服。

礞石丸

治脾积滞气，酒食所伤，饮食不化，恶心呕逆，胸膈不快，不思饮食，胸腹胀满，脐胁有块，心脾冷痛，口吐酸水，停饮冷痰，痃癖癥瘕，发痛无度，翻胃转食，面黄瘦乏，四肢头面浮肿，脏腑不调，里急后重，及十鬲气虚，中有积，妇人血气块硬，悉皆主之。

硇砂一两，用米醋三升化开　巴豆霜二两半　二味同入，醋煮两食久

青礞石半两，研　京三棱一两醋浸一宿，煨，二味次入，煮半食久，入前醋中煮

白面二两，酒半升化，右一味次入，煮半食久

大黄一两半，分三分，一生一炒一煨，右次入煮半食久

木香　以下并为细末　槟榔　肉豆蔻　肉桂　猪牙皂角去皮炙　干姜炮

丁香　蓬莪术　芫花醋浸一宿炒，微令有烟，右九味各一两

青皮　白豆蔻　好墨烧令八分过　右三味各半两　胡椒一分　粉霜一分研

右次第煮了，次入木香等一十四味，熬成膏，丸如绿豆大。每服三丸，酒、饮、姜汤杂下。

紫沉消积丸

沉香一两，为末　阿魏一分，研　没药一两，研　巴豆霜四钱　硇砂一两　以上药用酒蜜约度多少，一处熬成膏子，然后搜药

朱砂　丁香　干姜　以上各半两　硫黄　青皮　高良姜　槟榔　木香　人参　胡椒　官桂　以上各一两

右为末，将熬下膏子搜药匀和，为丸如梧桐子大。每服五丸至七丸，橘皮汤下，食后、临卧。常用一两丸，更看虚实加减。

五胜散

治四时伤寒冒风，身热头痛，昏倦，寒痰咳嗽及中满。伤寒三日以前，服无不效。

甘草炙　石膏　白术　五味子　各一两　干姜三分，炮

右五味同为细末，每服二大钱，水一盏，入生姜二片，枣子一枚，同煎至七分，去滓温服。中满以盐煎，伤风头痛加荆芥煎，不计时候服。

治伤寒咳逆、噎、汗。寻常亦可服。

丁香　柿蒂　各一钱　甘草　良姜　各半钱

右为末，用热汤猛点，乘热一服，效。

如圣散

治一切无异色疮肿，消毒；并闪肭折伤，接骨定痛，活养血脉。已破者不可用。

赤小豆一升　川乌头一两　草乌头一两，炮　乳香半两　芸台子一两

右件同为细末，每用一钱，入白面一钱。疮肿用水调稀，煮一两沸，放温，摊纸花上，贴患处；伤折用醋调，骨损用黄米粥调，依患处大小贴之，上用帛子缠系，或以沙木篾夹，五日一换，六十日当差。

华先生中藏经卷第六终

华先生中藏经卷第七

治恶疮发背

烧车螯　芦壳[①]无有，竹根代[②]　黄蘖　甘草

右等分，为末。先以青盐、薄荷、芫荽、楼葱荵煮浆水汤洗疮。男子以妇人，妇人以男子唾调前药涂之，以赤水出为度。

神效乳香膏

治一切疮肿，生肌止痛。一名“金露”。

芝麻油四两　黄丹一两半　乳香一分　羊同骨髓四两　麝香少许（一方用没药一分代乳香）

右件药合一处，入磁器内，用文武火熬之成膏。用绵滤过，入磁合收之，入黄蜡半两。

金屑丸（亦名黄丸子）

治伤风寒，头痛，肌热，大效。

大天南星五个　半夏二两，洗七遍　石膏二两　甘草半两　郁金一两

右为末，以生姜自然汁为丸如鸡头大。每服二丸。

---

① 芦壳：瓒批为“芦叶”。

② 代：原作“伐”，据文意改。

伤寒头痛，荆芥茶下。四肢厥冷，灯焰上烧存四分性，服。大便不通，大戟汤下。小便不通，大黄汤下。破伤风，豆淋酒下。常服，茶清[①]下，并嚼咽。

白散子

治发背。候取下毒无，次用清凉膏贴之。

白附子　大香附子各半两　半夏一分，姜炙　黑牵牛二两，半生半炒令熟　大甘遂一分，以大麦炒，候麦黄赤色，去麦不用。须极慢火炒之

右为末，量患人虚实加减，每服二钱，以蜜酒调下，续饮温酒一两盏。候所苦处刺痛为度。微利三五行，泻出恶物即差。次用膏药贴之。气盛者一服二钱，余更裁度。

清凉膏

治发背等。先用白散子取之，次用此药贴之。

川当归二两　香白芷　木鳖子肉　白及　芍药　黄蘗　白敛各一两　乳香别研　腻粉各少许　白胶少许　黄丹五两

右用清麻油十两，煎前六味，候紫色，去之；入槐柳枝各七寸，再煎少倾，又去之；入黄丹五两熬成，

---

① 茶清：疑此二字互乙。

入乳香等。重绵滤入罐子内贮之。用如常贴使。

妙应膏

治疥癣。

蔄茹　藜芦

右各等分，为粗末。油煎焦黑，去滓，入黄蜡就成膏。涂擦之。

治恶疮、金疮、刀斧伤见血方

右降真香为末贴之，入水并无妨，绝妙。

治嵌甲累效

硇砂一钱　乳香一钱　腻粉半钱　橄榄核三个，烧灰存性　黄丹一字

右为末，入生油调。先以盐汤洗净，揩干，傅之。两上，效。

治恶疮、疥癣

巴豆一十一粒，油煎令沸，去巴豆不用　蛇床　蔄茹

右后二味等分为细末，入轻粉少许，用巴豆油调傅之，及揩痒处。

佛手膏

治脓窠疮神效。

大戟　细辛　蛇床子各一两　雄黄　白胶香　青州蝎　黄蘗　黄丹各半两　白矾一钱

右为末，以清油八两熬，烟出；次下去皮巴豆四～七粒、槐枝二～七截，候焦，取去不用，次下黄蜡一两、松脂二两；次下前九味末，以槐枝不住搅，成膏，磁合内贮。又名紫霜膏。

治发背、一切痈疽、金石药毒发

右以紫青车螯大者，盐泥固济，火锻通红，放冷取出，研为极细末，地上出火毒一宿，以甘草膏子丸如梧桐子。每服三、五十丸，甘草汤下，日进三服。第三日取下恶物，用后药贴之。

贴疮白膏药

右以寒水石，不以多少，火煅通红，入磁器中，封口令密，沉井中一宿，取出，研极细，以腊月猪脂和如膏，稀稠得所。自疮赤尽处涂之，阔一指许，上以薄纸为花子，中心留一孔，贴定。渐次赤退，即迤逦移近里，至愈。纸花孔子外所留纸，令与所涂药阔狭相等。

接骨散

治折伤。

黄狗头骨一个，以汤去毛，便以汤连皮去之，炭火煅过，去泥，

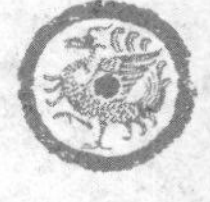

为细末　官桂末　牡蛎亦泥固煅

右三味，各为细末。每用狗骨末五钱，入牡蛎末三钱、官桂末二钱，并炒。以糯米粥铺绢帛上方，掺药在粥上，裹损伤处。大段折伤者，上更以竹片夹之。少时即痒，不可抓之，轻以手拍。三两日效。

治金疮妙方

右以石灰不以多少，和人血作饼，厚两指许，风干，旋切傅之。

治内损吐血

右以飞罗面微炒，以浓磨墨一茶脚二钱许服，立效。

越桃散

治下血及血利。

越桃栀子也　槐花　青州枣　干姜

右等分，烧存性，为末。陈米饮调下二钱。

炙肝散

逐胃中风邪，益脾进食。凡人虚弱，用补药日久，渐至瘦损，食少倦怠，大便频数，泄漏，服此无不取效，妙。

白术　白芍药　山白芷　桔梗各四两

右各生为细末。用不入水猪猪肝五两，作小片子或块子，拌药十五钱，细切葱白二寸、盐一钱同拌肝，令匀。以竹签子作串，慢火炙香熟，啖之。米饮送下，空心、食前各一服。渴，勿吃冷水。半月必安。

地黄散

牢牙去齿病。出僧文莹《湘江野录》。

歌曰：

猪牙皂角及生姜，西国升麻熟地黄，木律旱莲槐角子，细辛荷叶要相当（荷叶取心用）。青盐等分同烧煅，研杀将来使最良，擦齿牢牙髻鬓黑，谁知人世有仙方。

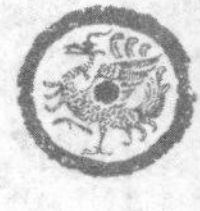

治牙痛神验

草荜拨　木鳖子去壳

右先研木鳖子令细，入荜拨同研令匀。随左右鼻内搐之。每用一豆许。

治牙痛及走马疳

右用头发疙瘩，用剃面刀子细切，铫内慢火烧存性，为细末，掺患处。

治风气攻注，牙齿肿痛

藁本　剪草　细辛

右等分，为粗末，每服三钱，水二大盏，煎至一盏半以下，乘热嗽之。过，微觉痛，少顷自止。

治喉闭及肿痛

白梅二十五个，取肉　白矾一钱　甘草一钱　生萆麻四十九粒，去皮

右同研匀，和丸如鸡头大，以绵裹含化。

绛雪

治喉闭。

硇砂皂大一块　白矾同上　马牙硝一分，秤　消石四两　黄丹半两　新巴豆六枚

右用粗磁小碗儿一个，先煨令热，下前四味，次下丹，次下巴豆。仍将巴豆先打破，逐个旋下；候焰尽，又下一个。入蛇蜕皮一条，自然烧化。以砂矾成汁，候结硬末，成。每用少许，以笔管吹在患处。

碧雪

治口疮。如咽喉痛肿，即含化。

焰硝二两　甘草二两，不炙，生用　青黛半两　僵蚕半两

右为细末，取黄牛胆汁和之，令匀，却入胆内，当风吊。腊月合过，百日中用。

乌龙散

治骨槽风、牙龈肿有奇功。

右用不蛀皂角，不得捶破，只剜取去皂子，却入和皮尖杏仁一个在皂子处，烧存性，研细。每一两入青盐，一分，令匀。不计时揩牙用。

治口疮

用五倍子为末，掺疮上。

治喉闭牙关不开者

右以白僵蚕微炒为末，生姜自然汁调下一钱，如神效。

白龙散

治风毒赤烂、眼眶倒睫、冷热泪不止。滴水和为鸡头大丸子亦得。

白鳝粉一两　铜绿一钱，别研入

右同再研匀，每用半钱，百沸汤化开，以手指洗眼。

清中汤

治暑气中暍。

陈皮二两　甘草一两，蜜炙焦黄，脆可折　干姜半两，湿纸裹煨

右为末，每服二钱，水一盏，煎至八分，温冷吃。汤点、水调皆可。

皂角散

治五种肠风、泻血下痢。粪前有血，号外痔；粪后有血，号内痔；大肠不收，号脱肛；谷道四面有胬肉如奶，号举痔，头上有孔，号漏。并皆治之。

黄牛角鳃[①]一个，剉　蛇蜕一条　猪牙皂角五枚，剉　穿山甲

右四味同入瓷瓶内，黄泥封固；候干，先以小火烧，令烟出，方用大火煅，令通红为度；取出，摊冷，杵、罗为末。患者先用胡桃肉一个，分作四分，取一分，临困时研细如糊，温酒调下便睡，先引虫出。至五更时，温酒调下药末二钱；至辰时更进一服。取下恶物，永除根本。

白龙散

治消渴。

寒水石　甘草半生半炙　葛粉　各等分

右件为细末，每服二钱，浓煎麦门冬苗汤调下。服，立止。

神验柴胡散

治大人小儿骨热、夜间如蒸。甚者不过十数日见效。

---

① 鳃：角中坚实无肉者。

土柴胡不以多少，去芦洗净，炙黄色，不令太焦。亦不须银州者

右为末，每服二钱，水一盏，入地骨皮指面大二片子同煎至七分，食后温服。如虚瘦，但空心服补药，食后煎下数服，时时如水饮之。

圣饼子

治咯血。

青黛一钱　杏仁四十粒，去皮尖，以黄明蜡煎黄色，取出研细

右二件再同研匀，却以所煎蜡少许溶开和之，捏作钱大饼子。每服用干柿一个，中破开，入药一饼，令定；以湿纸裹，慢火煨熟；取出，以糯米粥嚼下。

治产后恶心

白术一分　生姜减半

右并㕮咀。水一盏，煎至七分，温服。如神。

艾煎丸

治妇人经水不止。

金毛狗脊一两，去黄毛　威灵仙一两　良姜一两　熟艾二两，糯米糊和，日干为末。一法用醋熬，焙干，亦可为末　赤芍药一两　附子半两，炮

右为末，以药一半同醋煮面糊，和余一半药末为丸桐子大。每服十丸，温酒下，食前、空心服。

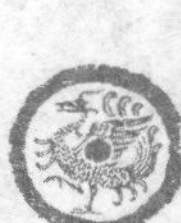

治血出崩甚者

右以凌霄花焙干为末，酒下三钱，立止。昼夜不定者，一服效。

治产后发热无忧散

琥珀一两，研　生地黄半斤，切

右将地黄于银器中炒，烟尽，合地上出火毒，乳钵内研为末。每一两、虎魄末二钱匀合，用童子小便与酒中半调下一钱，日三服。

治肿毒

天南星生为末　白矾研细

右等分，新汲水调涂。干，再扫之。

治大人小儿偏坠

服讫，以食压之。

防风　官桂研　细辛辣者

右等分为末，酒调二钱。

神应乌玉丹

治丈夫妇人久新肠风、痔瘘，着床头痛不可忍者。服此药不过三四次，便见功效。初得此疾，发痒或疼，谷道周回多生硬核，此是痔；如破，是瘘；只下血，是风。皆因酒、色、气、风、食五事过度，即成此疾。

人多以外医涂治。病在肠内有虫，若不去根本，其病不除。此药的有神效，不可细述。

棕榈　乱发各二两　猬皮四两　猪蹄甲一十四个，须后脚者　牛角鰓三两　苦楝树根二两半，洗净　槐角一两半　雷丸　芝麻各一两拣净　真麝香二钱　滴乳香半两

右除乳、麝二香别研细外，并细剉，入藏瓶或沙合子，不固济，周回用熟炭火煅；烟才尽，便去火。全在体度。煅未有则杀纳不细，煅过则药无力。入二香同研匀，无灰醇酒打面糊为丸，如梧桐子大。每服八粒。先细嚼胡桃一枚，以温酒吞下。空心、晚食前，日二服，如病甚，日三服。切忌服别药。不过三两日，永除根本。

治小儿奶癖

右以白芥子不拘多少，研成膏，摊纸花子上，贴疼硬处，坐中效。

华先生中藏经卷第七终

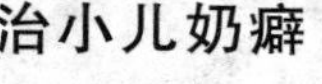

华先生中藏经卷第八

常山汤

治妊娠患疟。

常山二两　甘草一两　黄芩三两　乌梅十四个　石膏八两，并研

右以酒一升二合，渍药一宿，煮三四沸，去滓。初服六合，次服四合，又次服二合。发前次第服之。今但抄五大钱渍酒一盏。

常山汤方

治同前。

常山三两　竹叶三两　石膏八两　粳米[1]一百粒

右以水六升，煮取二升半，分三服。第一服，未发前、待食久服之。次临发时服。余一服以涂头额及胸前五心。药滓置头边。当日勿近水及进饮食。过发时乃饮粥。此二方皆大汤剂。今但抄五大钱，水一盏半，煎至七分服。

铁罩散

安胎如神。

---

① 粳米：原作“杭”，疑为“秔”之误，秔可简化作“粳”。

以香附子炒，去毛令净，为细末。浓煎紫苏汤调下一钱。

失笑膏

治妇人产后血不快、刺痛等症。

五灵脂　蒲黄

右等分为细末，每服二钱，米醋半盏，同熬成膏；再入水一盏，煎至七分，热服。痛如失。

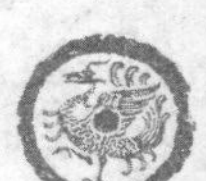

催生、治危急神妙

朱砂半两　乳香一两

右为末。端午日猪心血丸梧子大。乳香汤下一粒。并治小儿斑痘不出。

白术丸

治小儿白泻。

白术　当归　芍药　木香减半

右等分为末，炼蜜丸如绿豆大。每服十丸～十五丸，不拘时候，米饮下。

木香丸

治小儿吃食太早，遂成疳疾，腹胀疳泻及酿肚等病。

木香　沉香　青皮去白　各一钱　肉豆蔻一个，面裹煨

牵牛二钱，炒

右为细末，醋、面糊丸如麻子大。二三岁儿服三粒，五六岁服五～七粒。浓前萝卜汤下。

玉柱杖散

治小儿疳瘦。

黄芪　人参　白茯苓

右等分为末。每服一钱，水一盏，煎至六分，呷之不拘时。

沉香养脾丸

人参　白术　川面姜炮　甘草炙　木香　丁香　肉豆蔻面裹煨　缩砂八味半两　沉香一分

右为细末，炼蜜丸，一两作十粒。每服一粒，嚼下，食前服。化下亦得。

佛手膏

治眼生翳膜并胬肉、赤脉攀睛、翳晕、冷热泪下及眼眶赤烂等方。

乳香真者，研，半字　硇砂半字，研　麝香一字，研　当归半钱，剉细　黄连一钱，去须秤，剉细　白矾半字，飞过，研细　白砂蜜四两，须白砂者佳　青盐一字，光明者，研

右除蜜，先将上七味于乳钵内研烂，同蜜一处拌匀；入新竹筒内，用油纸两三重，以线系扎定口，勿

致水入，放净锅内，添水煮竹筒，自早至午时，破竹筒，倾药；以新绵或重绢滤过，入药于瓷瓶子内，牢封，埋地坑内，经宿取出。点之，用铜柱点。每点了合眼。少倾，复以温净水洗之。翳膜嫩者，是近年生者，当五七次，随药退下。翳老者，频点旬日，退下即效。胬肉瘀肉，不过两三日，随药以铜柱刮落，胬肉自然绽断。此方不谬，累验也。

治小儿乳癖、胸腹高、喘急吐乳方

右以不入仓黑豆七粒，去皮，研极细；滴水七遍，和成，作七丸，以青黛末滚之令遍，更用白面和作皮裹药，慢火煨熟，去面再研细。别入腻粉、生脑子、麝香各少许，再滴水，丸作七丸。每服一丸，临卧温水送下。儿子小，嚼破无妨。极效。

神术散

治伤风头痛声重。

苍术四两　川芎一两　藁本二两　炙甘草一两

右㕮咀。每服二钱，水一盏，生姜二片，同煎至七分，通口服，不拘时候。

理大肠一切下血

取雄黑豆紧小长者是，不以多少，微以皂角汤浸发动，炒熟，去皮，为细末，炼猪脂为丸，如梧桐子大。

每服三十丸。陈米饮、熟水皆得服。甚妙。

治妇人怀妊多堕方

熟艾五斤，米醋三斤煮，炒干焙为末　木鳖子五个，研细　大赭石二两，米醋淬七遍

右同为末，煮枣肉为丸梧子大。每服三十丸，米饮下。

花红散

治恶疮大效方。

龙骨雪白真者，一两　乳香半皂子大　粉霜半钱　光粉二钱　轻粉用小平钱抄半钱　麝香少许　脑子少许　黄丹逐旋入，看颜色粉红即止

右合和了。如患疮，先用温浆水洗净，次用好油涂疮口上了，方可将药掺在疮上。用膏药贴，日三四次易之。赵允蹈赴温倅过诸暨，传此方，云亲自得效。渠[①]患一漏疮，以药用纸撚填疮中，上以膏药贴之，日生肉。旧不痛，遂渐觉痛，有血，是好肉生也。

治喉闭

白僵蚕　天南星　并生用

右等分，为末，以生姜自然汁调一字许，用笔管

① 渠：他。

灌在喉中，立效。仍咬干姜皂子大，引涎出。

治肠风下血

榼藤子二个。如当三钱，大者。如更大只用一个。取穰，别研极细　不蚛皂角子四十九粒，烧存性，别研细

右拌匀，每服二钱，温酒调下。如人行五里，再以温酒一盏趁之。日一服，极效。

治一切痈疽地黄膏

兼治毒虫所伤。

石膏火煅　藿香叶　蚌粉　香白芷　雄黄研

右等分，同为细末，以生地黄自然汁调，稀稠得所，涂疮上四围，留疮头，已破者亦留疮口勿涂。干即再傅之，药厚以新水润之。其效如神，极妙。

万全金花散

理发背、疽疮，疼痛不可忍者。凡肿在脊骨边，根株如碗盏大，上面有细头子如粟米粒，白色，其间亦有如石榴子者，即疽疮也。

车螯紫色者，出海际。用火煅赤，地上出火毒气了，为细末　生黄蘗为末　生甘草为末　干芦皮自东边面西芦篱障上取皮，为末

右各为末了，旋抄车螯末、黄蘗末各一钱，甘草末半钱以上，芦皮末一钱半以上，拌匀，用津唾调。

以竹蔑子傅肿上，须盖遍疮根。未穴者，自穴；已穴者，恶物自出。凡十上取效。每傅疮时，须先用赤根葱三两茎，薄荷少许，盐少许，一处煎汤放冷，淋洗。旋旋用帛子拭干，方可上药。应系恶疮疖并傅之，无头者即消，有头者即脓出。神效。

治阴疮

腊茶　五倍子等分　腻粉少许

右傅之。

治吹奶

水茸角不拘多少，新瓦上焙干

右为细末，临卧，酒调服二钱匕，次日即愈。已破者，略出黄水，亦效。水茸角，状如鬼腰带，作小窠子生，三四月开小黄花，叶如夜合叶，六七月采。两浙呼为“合萌”。

治风痰眩晕二乌丸

川乌头　草乌头　各四两　青盐四两　黑豆半斤

右用水二升，同煮四味，水耗即以温水添之。候川乌头半软，四破之，更煮，以透烂为度。去皮，同煎乌头并黑豆。于石臼或木臼内捣，令极烂，不见白星即就丸，干即以煮药水添湿同捣。煮时留一盏以下水，以备添，勿令煮干也。丸如梧子大。每服三、二十丸，盐酒、盐汤任下，食前。

治风痫

右九蒸九爆天南星为末，姜汁糊丸梧子大。煎人参菖蒲汤或麦冬汤下二十丸。

治风蚛牙

用大北枣一枚，劈开去核，入和皮巴豆一粒，却捏合。于慢火上炙，令焦黑如干浮炭样，取放地上，良久，研为细末。以纸撚尖摭少许入蚛牙窍内。不过五七次，永绝根本。

木香饼子

木香半两　丁香皮二两　益智仁一两　香附子四两，去粗皮炒　甘草二两，炒　缩砂仁一两，面裹煨，面熟为度　蓬莪术二两，炮

右件七味，细末水糊为丸梧子大，捏作饼子。每服一、二十饼，温熟水嚼下，食后。

治瘰疬

瞿麦　海藻　凌霄花北边北阴上别研　皂角刺新者

右并等分，每服三钱，米饮调下，食后，日二服。

贴已破者

右用铅炒，取灰滓，研细，以温盐浆水洗净贴之。

二虎丹

治疟。

辰砂　硫黄

右热多加辰砂，寒多加硫黄，并研细，枣肉为丸如龙眼大。当发日，新水七分，一盏化下。

金疮药

右用上等风化石灰，罗过。以紫荆芥、心韭一般多少，捣灰成块，阴干，旋为末。用傅之，五月五日合。

神仙眼药并种空青法

秦皮三钱，去粗皮，剉细　乳香一块，如枣大　胡黄连三钱　灯芯一握，七寸长　枣子三个　班蝥一个，去翅头足　古老钱七文，不剉

右为粗末，入无釉器中（砂器尤佳），用井花水一大碗，熬去半碗，用绵绢挤过。再将滓以水半磁碗煎取一盏，入挤过汁同煎汁，入新碗中熬似稠粥样，入小瓷合中或角合中盛。将空青并硼砂一块，如两豆大，飞过，熬干。空青不熬。再研入脑子多不妨，麝香少许，四味同入药膏内搅匀。每点一粟米许在眼眥头，将手挪匀，仰面，候药微涩过，将沸盐汤用软帛片蘸洗，快则已之。

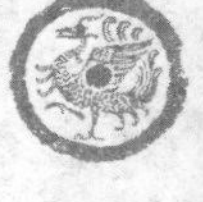

种空青法

朴硝半钱　白蒺藜一分　龙胆草一分　仙灵脾叶一钱　旋覆花一钱

右为末。用黄泥一块，拳大，同药和匀，水调，如软饭相似。作土饼一个，用太平钱伍文，按五方排定，于光面墨书金、木、水、火、土五字。所写字向下，钱字向上，随五方安用硇砂如豆大，每钱安四块。在四字孔罅中，须要干黄土，上顿着土饼，将新砂盆一个盖之，又将燥黄土盖盆。冬月十日，夏月五日，取出，于钱上摘取下，细研，入药。此为种空青法，不可嫩，亦不可老，须得中也。

治胞损小便不禁

白牡丹根皮为末，一钱　白及为末，一钱　生绢一尺

牡丹须细花者，不然无效。

右同以水煎如饧，每服半盏。

治喘嗽上气

蒲颓叶治一切肺喘剧甚者，效如神。焙研为细末，米饮调服二钱，右并服取差①。气味清香。其实酸涩，夏红可食，核如枣核，类山茱萸。拣叶背白者用。江西谓之“卢都子”。

---

① 差：同“瘥”。

治蛇伤

香白芷

右为末，浓煎麦门冬汤调下二钱，神效。

换骨丹

治一切卒中，手足顽麻，腰膝沉重，左瘫右痪；截四时伤寒，妇人血刺、产前产后。每一粒，酒一盏，碎捶，浸至夜，温动化散。临睡，和滓服。小儿惊搐，米饮化半丸。

桑白皮　川芎　吴白术　紫河车　威灵仙　蔓荆子各二两　人参　防风　何首乌各二两　地骨皮二两　五味子　木香　苦参各一两　犀角半两　麝香　龙脑各半钱

右为细末，用膏和。

作膏法

地黄[1]三斤，去根不去节，剉细　苍术半斤　槐角半斤

右用河水一斗八升（井水亦得），同熬至三四升，去滓留清者，再熬成膏，和前药，每两作八丸，朱砂为衣。

治痢疾神效香粟饮子

丁香五枚　罂粟壳五个，炙黄　甘草一寸，炙　白豆蔻

---

① 地黄：瓒批为“麻黄”。

仁一枚　乳香一皂子大

右㕮咀，以水一碗，煎至半碗，温服。

治烂眶风眼

宣黄连半两，去须　大肉枣三～七个，去核　杏仁五十粒，不去皮尖　脑子一字

右一处，用雪水一升，砂锅内文武火煮，留一盏许，窨三～七日，以铜筯点。食后、临卧，日可三、四次点之。杏仁去尖。

华先生中藏经卷第八终

青莲山人江中澄重校师古斋